AF377946

DE TOUT CŒUR

CHRISTIAN CABROL

DE TOUT CŒUR

LA NOUVELLE CHIRURGIE CARDIAQUE

Illustrations de François Poulain

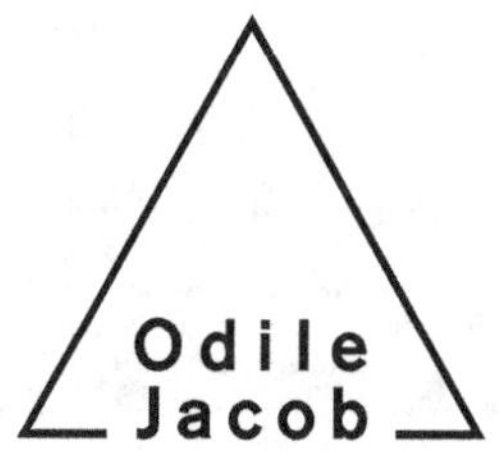

*Croire, vouloir et continuer**

---

* Devise personnelle du général Leclerc, maréchal de France.

AVANT-PROPOS

Pendant des siècles, les médecins ont dû se contenter d'être les témoins impuissants des hommes en proie aux souffrances, aux maladies et à la mort, s'émerveillant parfois de rémissions ou de guérisons spontanées qu'ils ne savaient pas plus expliquer. Jusqu'au jour où ils ont admis qu'avant d'agir il fallait comprendre et se sont lancés dans un vaste programme de recherches non seulement sur l'anatomie du corps, sur sa structure, mais aussi sur sa physiologie, sur ses fonctions, et sur sa pathologie, sur ses maladies.

J'appartiens à une génération de médecins, celle de l'après Seconde Guerre mondiale, convaincue de devoir non seulement soulager mais guérir les malades, non seulement les entourer d'attention mais les rendre à la vie, et de le pouvoir grâce aux progrès des connaissances, des médicaments et des instruments. Ma discipline, la chirurgie cardiaque, est l'un de ces domaines de la médecine que la génération à laquelle le destin m'a fait la grâce d'appartenir a créé de toutes pièces : si la chirurgie cardiaque a été lancée en 1938 par Robert Gross, la chirurgie à cœur ouvert a été mise en œuvre par Walton Lillehei en 1954, la greffe cardiaque a été réalisée par Lower et Shumway en 1960 puis Chris Barnard en 1967, la greffe cardiopulmonaire par Shumway et Reitz en 1980, les cœurs artificiels ont été conçus par Robert Jarvik en 1981. Notre service de la Pitié-Salpêtrière a eu la chance d'être associé à toutes ces innovations. Ce livre en fait le récit.

Mais pour mener à bien de telles recherches et prodiguer les soins qu'elles rendent possibles, les structures hospitalières doivent sans cesse évoluer et s'adapter. En ces temps où l'on s'interroge sur le devenir de l'hôpital public, où l'on s'inquiète de son déclin possible, de la démotivation de son personnel, de l'insuffisance de ses moyens face aux besoins de santé croissants de la population, il n'est pas inutile de se remémorer qu'en 1946, dans des circonstances autrement dramatiques, de jeunes médecins, chefs de service ou assistants, conscients de l'intérêt national, courageux et déterminés, avaient, sur les décombres hospitaliers laissés par l'occupation étrangère et la guerre, remis par leur dynamisme et leur travail acharné la médecine hospitalière française au premier rang international.

Il est également réconfortant de constater que quarante ans plus tard, ces mêmes médecins hospitaliers, renouvelant leurs efforts avec le même courage et la même détermination, proposèrent et réalisèrent les grandes transformations nécessitées par la considérable évolution des techniques de diagnostic et de soin, aidés en cela par des administrateurs, grands serviteurs de l'État, clairvoyants, convaincus des indispensables réorganisations, ouverts à toutes les suggestions et décidés à appliquer les meilleures d'entre elles. Leur action sur les structures, en l'occurrence la création du Centre de cardiologie du groupe hospitalier Pitié-Salpêtrière, fait l'objet du dernier chapitre de ce livre.

Ces exemples montrent bien que les désenchantements actuels sont dus moins au manque de moyens qu'à une profonde crise morale, une perte du sens et de la nécessité de l'effort, auquel est préférée la recherche d'une certaine « qualité de la vie », laissant la part belle aux loisirs. La dure réalité des faits est pourtant là pour nous rappeler que la vie n'est pas une quête individuelle du confort, mais un combat collectif qui exige de chacun d'entre nous qu'il donne le meilleur de lui-même.

C'est le décalage entre la paisible existence d'assisté à laquelle on veut nous faire croire et la dureté des faits constatée quotidiennement, qui explique le malaise actuel de notre société. Ce n'est pas en exigeant plus d'un État providence à bout de souffle que l'on surmontera les difficultés actuelles. C'est en retrouvant le goût de l'effort, la force de la volonté qui vient à bout de ce qui paraît impossible.

« Ce n'est pas parce que les choses sont difficiles que nous n'osons pas, c'est parce que nous n'osons pas que les choses sont difficiles*. »

Telle est peut-être la leçon à tirer du récit qu'on va lire.

———————

* Sénèque.

Chapitre 1

LA CHIRURGIE CARDIAQUE

C'était un beau jour d'automne. Je cheminais pour la première fois dans les jardins de l'hôpital de la Salpêtrière en cette fin de septembre 1944. Paris venait d'être libéré par les chars de Leclerc.

Jeune étudiant, j'entrais en première année de médecine et, comme c'était de tradition, je me rendais tous les matins dans un service de l'Assistance publique.

J'avais été affecté au service de chirurgie (à l'époque polyvalente) du professeur Henri Mondor, qui devait devenir immortel en entrant plus tard à l'Académie française, et dont les qualités d'enseignant et l'attention qu'il accordait à ses jeunes élèves avaient déjà établi la réputation.

Je longeais ainsi les hauts murs mitoyens de l'hôpital de la Pitié, encore couronnés de barbelés disposés par les Allemands qui avaient fait de cet établissement de l'Assistance publique un hôpital militaire général. Le maréchal Rommel, blessé au cours de la bataille de Normandie, y avait été soigné. À la Libération de Paris, les Américains s'en étaient emparés sans en changer la destination, ils en avaient fait, à leur tour, le principal hôpital de l'arrière pendant leur campagne de France.

Ainsi, en cours de route, sur ce qu'on appelait à la Salpêtrière « la promenade de la hauteur », je côtoyais deux mondes totalement différents sans en être conscient. D'un côté la Pitié où le service de santé américain déployait un prodigieux arsenal thérapeutique que nous avions ignoré sous la chape de l'occupation allemande, curieusement peu soucieuse, en ce temps de guerre où les blessures et les mutilations étaient fréquentes, de progrès en la matière. Cet arsenal thérapeutique traduisait l'extraordinaire développement de la médecine anglo-saxonne : les méthodes modernes d'anesthésie, la réanimation pré-, per- et postopératoires, la transfusion sanguine, les antibiotiques à commencer par la découverte de la pénicilline.

De l'autre s'élevaient les bâtiments historiques de la Salpêtrière. Tout, ou presque, était resté comme avant 1940, fidèlement à la tradition de l'Assistance publique. À l'époque, l'hôpital était encore le recours des pauvres, n'y entraient que ceux qui n'avaient pas les moyens de se faire soigner chez eux ou dans les cliniques privées.

Les malades étaient logés dans de grandes salles communes de quarante lits, sans chambre particulière, dans une promiscuité de tous les instants, même les plus pénibles. Seuls quelques draps pendus à des tringles isolaient bien mal ceux qui vivaient là leurs derniers moments.

L'horaire y était réglé de façon immuable. À six heures du matin, les chariots bringuebalants et bruyants amenaient le café et les tartines de pain beurré sauf à ceux qui devaient rester à jeun pour les examens ou les opérations. Ensuite venait le nettoyage par les agents hospitaliers, les moins gradés de toute la hiérarchie. Elles passaient entre les lits, avec leur seau et leur serpillière, et finissaient par connaître tous les malades, ayant pour chacun un petit mot.

L'équipe de jour des infirmières arrivait vers sept heures, remplaçant souvent l'unique infirmière de nuit. Au nombre de trois ou quatre par salle, elles s'arrêtaient successivement au lit de chacun, s'enquérant des faits de la nuit, relevant les températures et les notant sur les « pancartes », cadre de métal qui retenait la feuille de température accrochée par deux pattes au pied du lit. Elles distribuaient les médicaments et donnaient les premières consignes.

Les malades les plus valides vaquaient alors à leur toilette dans l'unique pièce réservée à cet effet où un ou deux lavabos ne permettaient que des ablutions rudimentaires.

À huit heures et demie arrivait l'essaim des « petites bleues », comme on les appelait ; c'étaient les élèves de l'École d'infirmières, reconnaissables à leur cape de drap bleu léger et surtout à leur voile de la même couleur qui tranchait avec celui, blanc, que portaient toutes les infirmières de cette époque.

Entraient aussi les médecins, internes et externes, qui revoyaient tous les dossiers, examinaient les malades et prescrivaient les traitements.

Nous, les stagiaires, arrivions après le cours qui nous avait retenu jusqu'à neuf heures. À dix heures, c'était la visite du chef de service – « le Patron » – avec tous les assistants, les internes et les externes : interrogatoire, examen minutieux de chaque malade, inventaire des rares examens complémentaires sanguins et urinaires, radiographies.

Nos patrons étaient des cliniciens remarquables, capables après un tel examen de faire les diagnostics les plus exacts et les plus précis, permettant de prescrire les rares médicaments et d'envisager les quelques interventions possibles à cette époque.

À treize heures venait pour les malades le moment tant espéré des visites. Les familles entraient souvent en foule, empressées, impatientes de retrouver l'être cher qui attendait là, qui souffrait ou qui peut-être allait mourir. C'était des conversations sans fin, des regards, des gestes affectueux, le déballage de menus cadeaux, les petites gâteries. La visite durait jusqu'à trois heures et demie.

La surveillante lançait alors d'une voix de stentor : « Mesdames, messieurs, les visites sont terminées ! » À regret la foule des visiteurs se retirait, les derniers après un petit geste de la main. La salle se vidait.

Commençait l'après-midi. Seuls restaient dans la salle commune les infirmières de garde et l'interne pour les soins urgents et la contre-visite qu'il effectuait vers cinq heures.

À six heures, on distribuait le repas du soir. Avait alors lieu une autre visite, plus intime, plus poignante peut-être.

Arrivaient à ce moment-là ceux qui, à cause de leur travail, ne pouvaient se déplacer en début d'après-midi. C'était l'occasion pour l'épouse ou le mari de retrouver les gestes familiers de la maison, les larmes aux yeux. Les surveillantes étaient un peu moins sévères sur les horaires.

À la fin de ces visites, quand tous étaient partis, la salle se préparait à la longue nuit de l'hôpital car vers neuf heures toutes les lumières étaient éteintes, sauf les veilleuses qui, çà et là, permettaient à l'infirmière de nuit de surveiller ceux qui le nécessitaient.

Le service de chirurgie où j'entrais était cependant plus moderne. Il tranchait avec les bâtiments historiques de la Salpêtrière qui dataient de Louis XIV. Il occupait un pavillon construit assez récemment, en partie grâce aux dons privés d'un très réputé et très riche professeur de chirurgie, Antonin Gosset, d'où son nom. Les salles communes étaient plus petites et plus aérées, les salles d'opération, quoique plus modernes, disposaient d'un équipement assez rudimentaire. L'anesthésie était pratiquée grâce au masque d'Ombredane, du nom d'un chirurgien des hôpitaux de Paris qui l'avait inventé. L'appareil était confié à l'externe, grade le plus inférieur de la hiérarchie médicale hospitalière. Il était constitué d'un masque de caoutchouc qu'on appliquait fermement sur le visage de l'opéré. Il était surmonté d'une sphère métallique de la taille d'un gros pamplemousse et remplie de bandes de feutre imbibées d'éther. À l'aide d'un gros bouton à vis, on pouvait ouvrir plus ou moins la prise d'air de cette sphère et ainsi faire respirer plus ou moins d'éther pour doser l'anesthésie.

Bien entendu, il n'existait aucun contrôle per-opératoire en dehors de la surveillance de la couleur de la peau, plus ou moins violacée, la prise du pouls et parfois de la pression artérielle au brassard. Ce qui excluait toute réanimation pendant l'intervention. Avec une anesthésie aussi rudimentaire, le chirurgien devait mener son intervention aussi rapidement que possible, ce qui exigeait de sa part une parfaite maîtrise de la technique opératoire, et par conséquent de l'anatomie du corps humain qui la dirigeait, d'où l'importance majeure de cette discipline dans la formation et les concours des chirurgiens des hôpitaux de l'Assistance publique.

Les suites opératoires étaient compliquées, marquées par ce qu'on appelait, sans d'ailleurs trop le comprendre, « le choc opératoire ». Ainsi, après une opération qui était considérée alors comme l'une des plus importantes – l'ablation d'une partie de l'estomac – les opérés restaient pendant deux ou trois jours entre la vie et la mort, prostrés, exsangues, faute de transfusion sanguine, n'ayant pour toute réanimation qu'une perfusion de sérum salé dans la cuisse.

Tous les types de chirurgie existant à l'époque étaient effectués chez Henri Mondor. En particulier, la neurochirurgie que l'on pratiquait sous simple anesthésie locale du cuir chevelu, l'opéré restant assis sous les linges des champs opératoires.

Je me souviens avoir assisté tout jeune stagiaire à l'une de ces interventions héroïques au cours de laquelle j'avais entendu ce dialogue improbable entre le chirurgien et son aide qu'il guidait :

« Arrête ! lui dit-il, un moment à voix basse. Si tu fais ça, tu vas le tuer. »

Alors le malade, réussissant à saisir avec sa main entravée le bas de la blouse d'un des chirurgiens, implora :

« Messieurs, arrêtez de vous disputer ! Vous me faites peur. »

Ce retard, ce décalage entre la médecine française et la médecine américaine, incita de jeunes médecins et chirurgiens français à parfaire leur formation aux États-Unis. Ils en revenaient à la fois enthousiastes et déterminés. Quelques années plus tard, reçu externe au concours des hôpitaux de Paris, je fis mes premières armes dans le service du professeur Quenu à Cochin. Jean Quenu, déjà âgé, se considérait comme appartenant à la vieille école, il disait volontiers que « ce n'est pas à un vieux singe que l'on enseigne de nouveaux tours ». Mais il comprenait la nécessité d'une évolution et encourageait ses jeunes assistants à innover. L'un d'eux, Georges Thomeret, revenant d'un an de stage à Boston, avait convaincu son patron de se doter d'un anesthésiste rompu aux techniques modernes. Il avait lui-même ramené d'Amérique un attrait très vif pour la chirurgie des organes thoraciques, œsophage et poumons, qu'il développa dans le service. Il s'était associé pour cela à un jeune anesthésiste de grand talent, André Duranteau, qui codifia avec lui des règles de réanimation opératoire moderne.

J'avais connu comme stagiaire une chirurgie sans préparation spéciale de l'opéré, sans contrôle per-opératoire ou du moins réduit à sa plus simple expression, sans réanimation postopératoire ou quasiment inexistante. André Duranteau nous apprit que le malade ou l'accidenté nécessitant une opération présentait un ensemble de perturbations physico-chimiques qu'il était essentiel de corriger avant l'intervention, tel qu'un état de dénutrition parfois inapparent qui demandait en urgence un dosage des protéines sanguines, ou un déséquilibre d'autres constituants essentiels du sang comme le chlore, le sodium ou le potassium, déséquilibre à l'origine du mystérieux « choc opératoire ».

De même, l'anesthésie devait être précédée d'une préparation évitant tout stress générateur d'une décharge nocive d'adrénaline en effectuant cette anesthésie par voie intraveineuse au lieu du masque d'Ombredane ; puis en instituant par injection de curare un relâchement musculaire complet évitant les tiraillements dangereux des muscles pendant l'intervention. Pour pallier la paralysie des muscles respiratoires due au curare, il importait de maintenir une respiration adéquate (assurant l'élimination correcte du gaz carbonique et une oxygénation parfaite) par une intubation trachéale, c'est-à-dire l'introduction par la bouche d'un tube dans la trachée et son raccordement à un ballon auquel la main de l'anesthésiste imprime des pressions et des dépressions successives gonflant et dégonflant les poumons.

L'intervention elle-même devait être menée en manipulant avec douceur les viscères pour éviter tout réflexe neurovégétatif dangereux et en réduisant au minimum les hémorragies et les pertes importantes de liquide. Enfin, dans les suites opératoires, il importait de corriger rigoureusement ces pertes liquidiennes et sanguines inévitables, en particulier par la transfusion. C'est pourquoi avec un hémobiologiste, Michel

Baye, Thomeret et Duranteau installèrent à Cochin la première banque de sang d'un service de chirurgie à Paris.

Après l'externat chez Jean Quénu, je me mis à la préparation intensive de l'internat des hôpitaux, étape nécessaire à la formation d'un chirurgien. Ma vocation médicale m'était venue au contact de mon grand-père, médecin du village où j'étais né, dans la ferme de son fils aîné, mon père. Je ne saurais jamais assez remercier le sort qui m'a fait naître dans ce milieu rural aux valeurs solides de travail et d'honnêteté, au contact de la nature généreuse de notre vallée de la Marne. Mais je trouvais le travail de la terre dur et surtout très ingrat.

Par contraste, la vie de mon grand-père, aimé de tous, répandant le bien, me semblait merveilleuse. Dès ma petite enfance, je décidai donc d'être médecin moi aussi. Le baccalauréat obtenu, j'annonçai fièrement à mon grand-père que j'allais m'inscrire à la faculté de médecine et devenir médecin « pour le remplacer ». Ce qui, entre nous, n'est jamais à dire, même à son aïeul, sous peine de le froisser en lui faisant penser qu'on le juge bon pour une retraite prématurée.

À ma grande surprise, celui-ci fut formel : « Non ! tu ne dois pas être médecin. » J'étais interloqué et désespéré. Mais mon grand-père ajouta aussitôt : « Car la médecine de campagne que tu me vois faire », celle de la première moitié du XXe siècle, « va disparaître, alors sois chirurgien ! ». J'étais rassuré. C'était certes un changement de cap. Mais à Château-Thierry, la ville voisine, il y avait des chirurgiens. Je les connaissais et je trouvais leur vie très agréable. De plus, je resterais de toute façon près des miens.

L'internat obtenu, je retournai l'effectuer dans le service de mon premier patron, le professeur Jean Quénu. Celui-ci, comme il le faisait d'habitude avec ses nouveaux internes, me demanda :

« Alors Cabrol, qu'allez-vous faire plus tard ?

– Monsieur, je serai chirurgien à Château-Thierry.

– Très bien mon petit ! Mais il faut dans nos services des gens qui restent pour nous aider et plus tard nous succéder. Alors vous allez passer les concours des Hôpitaux de Paris. Si vous n'êtes pas reçu, vous irez où vous voudrez. »

Il était assez difficile de résister à un patron aussi énergique et je consentais à ce second changement de cap dont l'issue était d'ailleurs bien incertaine.

Les concours de chirurgien des Hôpitaux de Paris comportaient des épreuves d'anatomie. Malgré le développement de la réanimation qui permettait des interventions moins pressées, la tradition d'une connaissance parfaite de l'anatomie gardait tout son poids en France dans la formation du chirurgien. Mon grand-père me l'avait d'ailleurs dit : « Pour être un bon chirurgien, il te faut connaître parfaitement l'anatomie. »

L'anatomie était à cette époque la science de base de la médecine. Son but était de donner au médecin une connaissance précise de la forme et de la situation des constituants de l'organisme, os, articulations et ligaments, muscles, viscères, vaisseaux et nerfs, comme si l'on pouvait lire dans un corps humain devenu transparent. Pour les chirurgiens, c'était le guide de toute opération menant avec un maximum de sécurité à l'endroit désiré.

Pour cela, un système général de références était nécessaire. Le corps humain était décrit debout en position de garde-à-vous, la paume des mains en avant. Un plan vertical sagittal (dans l'axe d'un arc et de sa flèche) divisait le corps humain en deux parties, droite et gauche. Dans chacune de ces parties, symétriques pour beaucoup de constituants et les organes doubles, on appelait « externe » (latéral) ce qui était le plus loin de l'axe central du corps et interne (médial), le plus près. Un plan horizontal permettait de distinguer ce qui était à l'arrière (dorsal) et en avant (ventral). Dans le plan frontal (parallèle au plan du front), on nommait supérieur (apical) ce qui était en haut et inférieur (basal) ce qui était en bas. Enfin, le vocabulaire était lui aussi codifié. Il ne fallait pas, bien sûr, appeler un tendon un nerf, comme le fait habituellement le non-initié, mais il fallait bien savoir, par exemple, la différence entre une apophyse, une épine ou une tubérosité sur un os. Par chance, l'anatomie convenait tout à fait à ma mémoire visuelle puisqu'elle me donnait à mémoriser non pas un texte mais la vue même de la région à décrire. Je m'y adonnais avec passion.

Le professeur d'anatomie de notre faculté, Gaston Cordier, était aussi chirurgien des Hôpitaux, il était donc de tradition, pour parfaire ses connaissances anatomiques, de lui demander une place d'interne dans son service. Il me l'accorda sans difficulté, sinon qu'il m'avait pris, en raison de mon aspect juvénile, pour un étudiant de première année.

Cette rencontre avec le professeur Gaston Cordier fut déterminante, elle allait orienter toute ma carrière. Pendant mon stage d'interne chez lui, le patron remarqua mon intérêt pour l'anatomie et me prit parmi les élèves qu'il préparait aux concours. À la sortie d'un de ses cours, il me convoqua dans son bureau : « Cabrol, me dit-il, dans quatre ans il y aura une place vacante de professeur d'anatomie dans notre faculté, voudriez-vous vous y préparer ? »

C'était une offre inespérée pour un jeune interne.

« Mais monsieur, lui répondis-je, croyez-vous que j'en sois capable ?

— Je veillerai à ta formation, répliqua-t-il, en me tutoyant comme il le faisait volontiers. Tu seras mon élève et, pour commencer, tu vas entreprendre une thèse d'anatomie sur un sujet que je vais te donner. »

Le lendemain, encore abasourdi par l'entretien de la veille et voyant s'éloigner de plus en plus mon retour au pays natal, je fus à nouveau convoqué par mon patron :

« J'ai un sujet pour toi : l'anatomie du poumon.

— Ah non monsieur ! Le poumon est un organe sale, plein de crachats, je préférerais autre chose.

— Tu as tort car ce travail est nécessaire. La tuberculose fait des ravages et en l'absence d'un traitement médical efficace, on demande aux chirurgiens d'enlever les lésions pulmonaires les plus localisées. Il faut donc qu'ils connaissent parfaitement la disposition des bronches et des vaisseaux du poumon et en outre, ajouta-t-il, cela ne te prendra pas longtemps, deux à trois mois pour un mémoire d'une centaine de pages. »

En réalité ce travail me demanda quatre ans car je m'aperçus vite que les descriptions précédentes n'avaient pas été faites pour une utilisation pratique, en particulier chirurgicale, qu'elles ne tenaient pas compte des multiples variations dans la disposition des bronches, des artères et des veines rencontrées au cours des opérations pulmonaires. Seul un article récent d'un anatomiste américain, Edward A. Boyden, utilisant la méthode classique de dissection, signalait ces très nombreuses variations, mais d'une façon peu compréhensible pour l'esprit pratique des chirurgiens. Il me fallait donc à la fois répertorier ces variations sur un nombre important de poumons mais également les expliquer de façon clairement utilisable.

Sur ces entrefaites, je rencontrai un de mes jeunes collègues, chirurgien lui aussi, qui étudiait l'anatomie du rein selon une méthode tout à fait nouvelle. Il injectait dans l'artère et la veine de chaque rein ainsi que dans l'uretère, le canal excréteur de l'urine, des substances plastiques en solution dans l'acétone. Au bout de vingt-quatre heures, l'acétone était évaporée et le plastique solidifié donnait un moule parfait des constituants de l'organe, moule obtenu en dissolvant le tissu du rein dans un bain d'acide. Cette méthode était la solution pour étudier le poumon et je réalisai ainsi une quarantaine de moulages sur des poumons prélevés au cours d'autopsies.

Je découvris alors que la disposition classiquement décrite dans les livres d'anatomie ne représentait qu'environ 25 % des cas, les variations, quoique nombreuses, étaient chacune en moindre proportion, 3 à 15 %, mais toutes aussi importantes pour les chirurgiens qui risquaient de les rencontrer au cours de leurs interventions.

Je repris aussi toute la nomenclature précédente qui était confuse et quelque peu incohérente. Chacun des deux poumons était constitué de lobes et chaque lobe comportait des territoires plus petits, les segments, que j'appelai, par exemple, pour le lobe supérieur, afin d'éviter d'utiliser le même qualificatif, « apical » en haut, « ventral » en avant, « dorsal » en arrière. Dans le poumon, les bronches et les artères cheminaient côte à côte. Je leur donnai alors le nom des lobes et des segments qu'elles desservaient. Par contre, les veines étant situées entre les segments et à leur périphérie, je les désignai d'après le nom des segments qu'elles séparaient, par exemple « inter apico-ventral », etc. Et cela à la différence de Boyden qui, dans un souci de simplification – croyait-il –, les nommait comme les artères et les bronches, ce qui constituait pour les chirurgiens un facteur de confusion, d'autant plus que les veines devaient leur servir de repères, de jalons, pour séparer les territoires les uns des autres et enlever ceux qui étaient malades.

Enfin, à cette partie descriptive, j'ajoutai une partie topographique réalisée d'après des dissections effectuées sur des sujets anatomiques de la faculté selon les « voies d'abord » habituelles de la chirurgie pulmonaire. Les chirurgiens se retrouvaient ainsi dans les conditions mêmes de leurs interventions. Avec Gaston Cordier, de ce travail nous fîmes deux livres, un sur chaque poumon. Ce fut ma plus belle œuvre, celle dont je suis le plus fier, mais dont on ne me parle jamais…

Bien préparé, je réussis le concours d'agrégation et fus nommé professeur d'anatomie à la faculté de médecine de Paris. Cette fois, c'en était bien fini de mes rêves de retour dans ma vallée de la Marne.

Mon internat était terminé. J'étais anatomiste mais j'étais aussi chirurgien, il me fallait donc choisir une spécialité.

« Qu'envisages-tu ? me demanda Gaston Cordier.

— Oh ! je ferai comme vous, monsieur, la chirurgie gynécologique et générale.

— Pas du tout ! Tu connais l'anatomie du poumon, tu seras chirurgien pulmonaire. J'en ai parlé hier à l'un de mes amis, chirurgien dans cette discipline, il t'attend pour faire ta connaissance demain en salle d'opération, à sept heures dans son service. »

Sept heures ! Avec Gaston Cordier, nous n'avions jamais commencé nos interventions avant neuf heures. Incrédule, je me présentai pourtant à l'heure dite. Les chirurgiens étaient déjà en train de se laver les mains et une demi-heure plus tard, l'intervention débutait. L'ouverture du thorax, longue et minutieuse, ne se comparait en rien à l'ouverture habituellement rapide de l'abdomen. Le thorax ouvert, le poumon malade présentait de nombreuses adhérences avec la face interne des côtes, adhérences qu'il fallut libérer patiemment une à une en arrêtant au fur et à mesure toutes les hémorragies. La manipulation du poumon elle-même entraîna quelques chutes de tension artérielle, obligeant l'anesthésiste à demander une pause aux opérateurs. La libération du territoire pulmonaire malade, la découverte prudente et l'isolement de sa bronche et de ses vaisseaux d'après la technique même que j'avais décrite, leur occlusion et l'ablation de toute la partie malade, la vérification soigneuse de toutes les fuites gazeuses et sanguines dans le poumon, dont la persistance pouvait compliquer les suites opératoires, la réfection soigneuse de la paroi thoracique, plan par plan, côtes, muscles, aponévroses et peau, firent qu'à midi ce n'était pas terminé. Quand à une heure de l'après-midi les chirurgiens sortirent et enlevèrent leur masque, la fatigue marquait leur visage. J'accourus aussitôt à la faculté dans le bureau de mon patron :

« Ah ! Monsieur, c'est impossible, ces opérations sont épuisantes. On ne peut plus rien faire après.

– C'est trop tard, répondit Gaston Cordier. Mon ami le professeur Rudler, qui aura sûrement la chaire de chirurgie thoracique, est d'accord pour te prendre comme assistant. »

C'était à la fois une merveilleuse et terrible nouvelle. Ma carrière était certes dès lors toute tracée, mais dans une discipline éprouvante. Mon existence prenait une tournure tout à fait opposée à la vie agréable que je m'étais imaginé mener. Je pris néanmoins mes fonctions chez mon nouveau patron qui m'habitua peu à peu à ses longues heures opératoires.

En sortant de l'une de ces interventions, mon maître Rudler me confia :

« Vous savez Cabrol, la chirurgie du poumon n'aura qu'un temps. On découvrira bientôt un antibiotique contre la tuberculose et c'en sera fini de cette spécialité. Nous devrions nous intéresser à la chirurgie du cœur qui débute. Allez donc faire un stage chez le professeur d'Allaines qui a lancé cette discipline à Paris. »

François de Gaudart d'Allaines était un aristocrate au vrai sens du terme, racé et bon, excellent opérateur, très aimé de ses opérés. Il était profondément respecté par ses élèves qu'il conseillait volontiers. Un samedi, à la fin de la réunion hebdomadaire d'information qu'il tenait dans son service, il me dit en passant près de moi :

« Vous avez entendu Cabrol ? On a parlé de cet audacieux chirurgien américain qui ouvre les cœurs pour les réparer. Vous devriez aller le voir, c'est l'avenir. »

Ainsi, en cette année 1955 – j'avais 30 ans –, les événements se précipitaient, prenant un tour tout à fait inattendu, une fois de plus pas du tout celui que j'attendais. À cette époque, à l'incitation de jeunes médecins et chirurgiens des Hôpitaux de Paris, nombre de mes collègues en fin d'internat partaient aux États-Unis parfaire leur formation, grâce à une bourse d'études du ministère français des Affaires étrangères et une bourse de voyage dite « Fulbright » accordée par le gouvernement américain.

Je venais de me marier. Avec mon épouse anesthésiste, nous décidâmes de partir un an pour Minneapolis, Minnesota, en plein nord du Middle West, là où Walton Lillehei venait de bouleverser la chirurgie à cœur ouvert.

La découverte de l'Amérique en 1956 fut un choc. La différence avec la France qui se remettait difficilement des séquelles de la guerre et de l'occupation était énorme. New York et ses gratte-ciel, l'immensité des plaines de l'Ouest puis, après un court et magnifique été indien au bord du Mississippi à Minneapolis, un hiver continental rigoureux avec un mètre cinquante de neige. Ce fut surtout le dynamisme américain qui m'étonna. L'esprit pionnier y avait gardé toute sa force, particulièrement dans l'unité de Lillehei où la méthode qu'il utilisait pour entrer dans le cœur offrait des possibilités nouvelles aux limites inconnues.

Aux États-Unis, la chirurgie cardiaque avait débuté à Boston en 1938 avec la ligature du canal artériel par Robert Gross. Ce canal fait communiquer durant la vie fœtale l'artère pulmonaire avec l'aorte, permettant ainsi au sang qui ne peut circuler qu'en petite quantité dans les poumons collabés de se déverser pour le reste dans l'aorte. Au moment de la naissance, les poumons s'expandent et leurs vaisseaux, prenant leur volume normal, acceptent tout le sang arrivant par l'artère pulmonaire. Les parois musculaires du canal artériel se contractent alors, assurant la fermeture de ce conduit, fermeture complétée par la fibrose ultérieure du canal qui devient le ligament artériel. Quand cela ne se produit pas, il est nécessaire d'y pourvoir par une opération.

Le développement ultérieur de la chirurgie cardiaque nécessita la maîtrise des principales fonctions vitales. C'est ainsi que l'anesthésie par voie veineuse associée à la mise en place d'un tube dans la bouche et la trachée de l'opéré, tube raccordé à un ballon de caoutchouc comprimé et relâché par l'anesthésiste gonflant et dégonflant ainsi les poumons, permit d'ouvrir le thorax sans interrompre la respiration. La transfusion compensa les pertes sanguines éventuellement importantes de ces interventions. Enfin, les antibiotiques jugulèrent les infections favorisées par les larges incisions de cette chirurgie. Tous ces progrès furent obtenus dès la fin de la guerre, en 1944, grâce à la connaissance approfondie d'une science médicale plutôt négligée par les chirurgiens français : la physiologie.

Pour ces opérations nouvelles, la structure des organes, l'anatomie, importait moins que leur fonctionnement, de

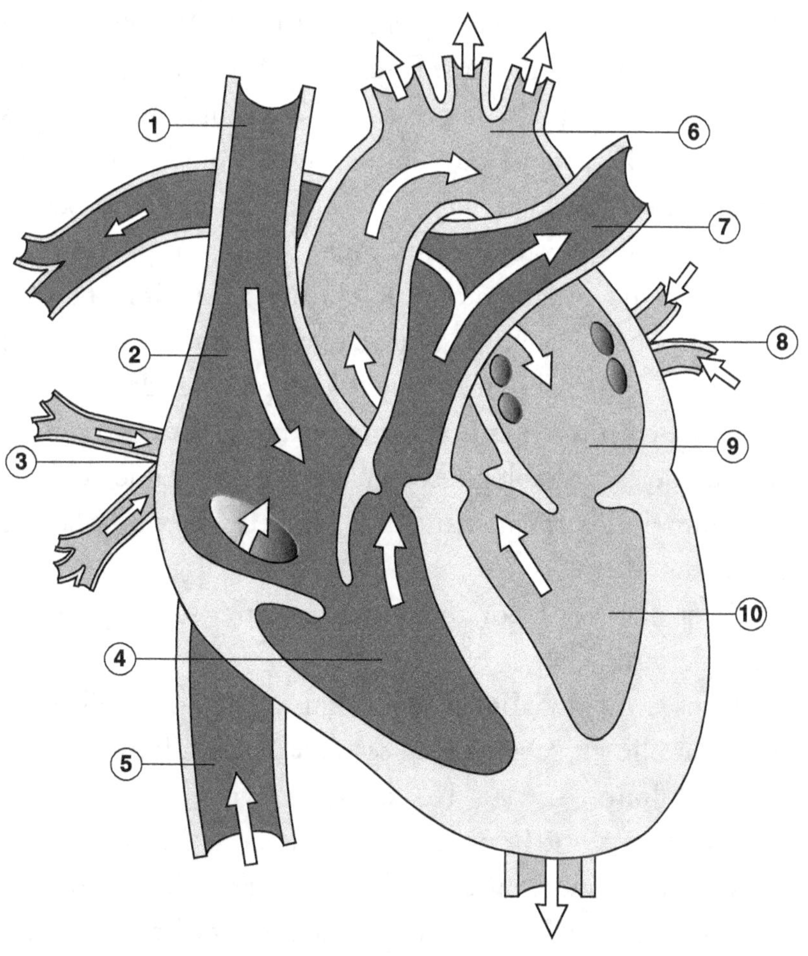

Figure 1 : Coupe axiale du cœur

1 *Veine cave supérieure*
2 *Oreillette droite*
3 *Veines pulmonaires droites*
4 *Ventricule droit*
5 *Veine cave inférieure*
6 *Aorte*
7 *Artère pulmonaire*
8 *Veines pulmonaires gauches*
9 *Oreillette gauche*
10 *Ventricule gauche*

sorte que, pour les chirurgiens américains, la physiologie comptait beaucoup plus que l'anatomie. Aussi, lorsque, à mon arrivée à Minneapolis, je présentai fièrement à Lillehei mes deux livres d'anatomie du poumon, il me conseilla vivement d'aller passer quelque temps dans son laboratoire expérimental afin d'approfondir mes connaissances en physiologie. L'existence de ce laboratoire de chirurgie expérimentale fut pour moi une découverte car il y en avait bien peu en France et leurs moyens étaient très limités. Leur présence dans chaque service de chirurgie des États-Unis traduisait bien la prépondérance de la physiologie sur l'anatomie, les jeunes chirurgiens américains fréquentant plus ces lieux que les salles de dissection.

C'est dans ces laboratoires que naquit et se développa la chirurgie cardiaque.

Dans celui de Minneapolis, j'appris qu'avant Lillehei y avait travaillé en 1949 un de ses aînés qu'il admirait beaucoup : John Lewis. La chirurgie cardiaque de ces années 1945-1949 limitait ses interventions les plus audacieuses à l'introduction d'un doigt dans l'oreillette gauche à l'aide d'une bourse pour aller dilater un orifice valvulaire rétréci par la maladie, l'orifice mitral. Une telle chirurgie ne pouvait en rien guérir les graves malformations cardiaques de naissance qui handicapaient de nombreux enfants. Pour corriger ces anomalies, il fallait opérer à l'intérieur du cœur.

La cure de certaines anomalies simples comme la fermeture par un surjet d'un trou entre les deux oreillettes (communication interauriculaire) demandait peu de temps. C'est pourquoi, pour cette cure, Lewis, esprit très original et créatif,

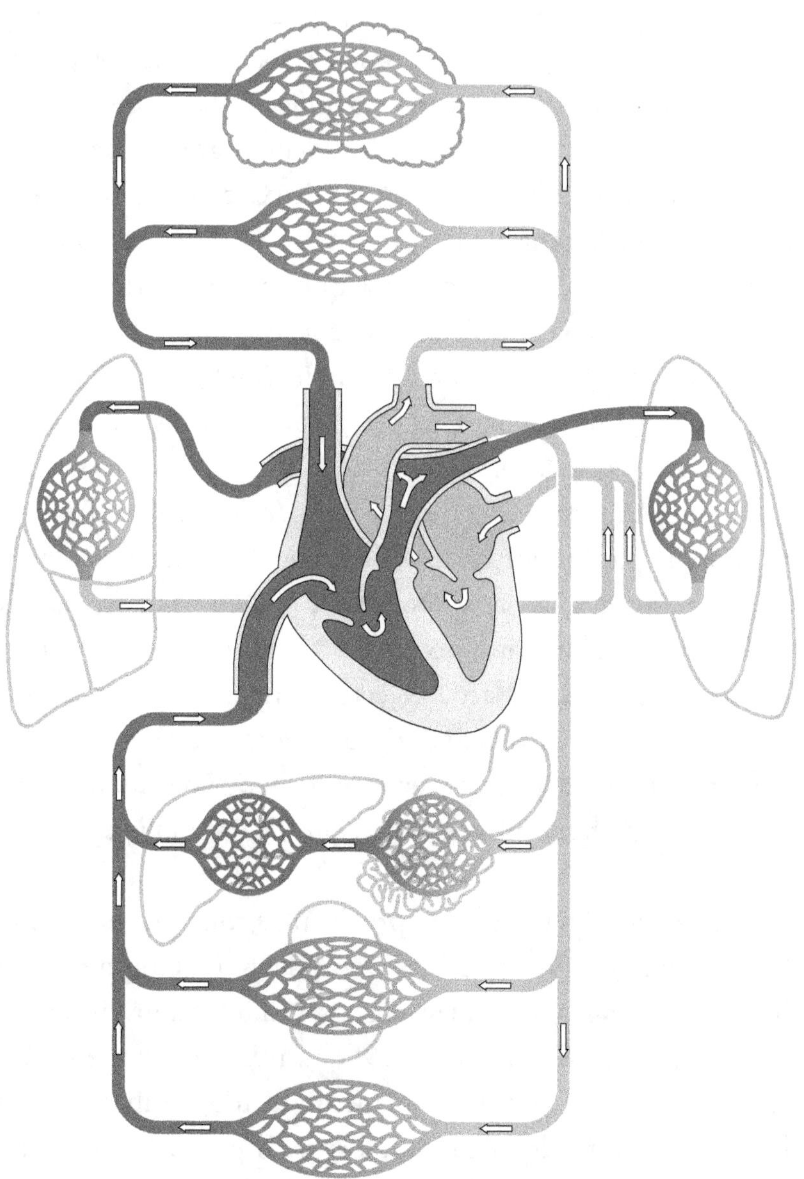

Figure 2 : Schéma de la circulation sanguine
Petite circulation pulmonaire (au milieu)
Grande circulation générale (en haut et en bas)

concurremment avec un chirurgien canadien, Bigelow, imagina de pénétrer dans le cœur en interrompant temporairement l'arrivée du sang à son intérieur grâce à l'occlusion momentanée de l'abouchement des deux veines qui amènent au cœur tout le sang de l'organisme : les veines caves. Ainsi l'oreillette se vidait, mais la circulation du sang s'arrêtait dans l'organisme et, à la température normale de 37 ºC, le cerveau ne pouvait supporter sans risque de lésions graves et irréversibles un arrêt de son oxygénation de plus de trois minutes, ce qui était trop court.

Pour permettre au cerveau de l'opéré de tolérer un arrêt temporaire plus prolongé de la circulation et donc de son oxygénation, Lewis abaissa la température du corps de ses opérés à 30 ºC en les plongeant préalablement, après anesthésie, dans une baignoire d'eau glacée. À cette température, le métabolisme du cerveau et donc sa consommation et ses besoins en oxygène diminuaient fortement, autorisant une interruption circulatoire de huit minutes, suffisante à l'accomplissement de l'acte chirurgical.

Mais pour des lésions d'approche plus compliquée comme les communications entre les ventricules (communications interventriculaires), il fallait disposer d'un temps intracardiaque plus long. Pour cela, en 1950, un autre chirurgien américain, Gibbon, imagina une méthode toute différente de l'arrêt transitoire circulatoire de Lewis. Il proposait de continuer à assurer la circulation sanguine mais sans faire passer le sang par le cœur et les poumons. Dans ce but, au cours de ses expériences sur les animaux, Gibbon introduisait un tuyau en plastique dans chacune des veines caves à leur terminaison dans le cœur. En serrant des lacets (lacs) autour de ces deux veines caves, le sang veineux ne rentrait plus dans le cœur et se trouvait dérivé par ces tuyaux et une pompe à galets dans un réservoir où il descendait sur des grillages dans une atmosphère d'oxygène. À la sortie de ce réservoir, le sang oxygéné était récupéré à l'aide d'un autre tuyau et d'une autre pompe pour être réinjecté dans l'aorte à la sortie du cœur. C'était la circulation extracorporelle.

Mais la circulation du sang dans cet appareil assez complexe entraînait des altérations importantes des composants du sang, globules et molécules. Notamment, fait aggravant, parce que ce sang était propulsé à un débit important, quatre à cinq litres, proche du débit sanguin normal dans l'organisme, débit que l'on croyait indispensable. Aussi, le succès ne fut pas au rendez-vous et les trois premières interventions de Gibbon avec sa machine se soldèrent par des échecs.

Lillehei, encore jeune expérimentateur, passionné par ce sujet, tomba un jour sur une publication de deux chercheurs anglais, Andreansen et Watson. Ces deux expérimentateurs y démontraient qu'ils avaient réussi à maintenir des chiens en vie après réduction considérable de leur débit sanguin pendant une heure. Cette réduction était obtenue en liant provisoirement les deux veines caves pour ne laisser entrer dans le cœur que le flot du dernier affluent de la veine cave supérieure, la veine dite « grande azygos », en réalité guère plus grosse chez l'homme qu'un crayon ordinaire. Une telle tolérance de l'organisme à une heure de « débit azygos » donnait le temps de pratiquer des interventions intracardiaques complexes. Ainsi, au cours de la circulation extracorporelle de

Gibbon, il n'était plus nécessaire de maintenir le débit sanguin normal d'environ cinq litres par minute, il suffisait d'un débit dix fois inférieur, ce qui diminuait grandement les altérations du sang circulant dans la machine et par conséquent les complications postopératoires.

Allant plus loin dans la simplification de la circulation extracorporelle au cours de ses expériences sur le chien, Lillehei imagina de supprimer l'oxygénateur, ou plutôt de le remplacer par un chien oxygénateur. À cet effet, il introduisait, comme Gibbon, dans les deux veines caves, des tubes plastiques conduisant à l'aide d'une pompe le sang veineux, ainsi dérivé du cœur, dans une canule placée dans la veine fémorale (au pli de l'aine) du chien oxygénateur. Il récupérait la même quantité de sang artériel oxygéné à l'aide d'une seconde canule insérée dans l'artère fémorale du même chien à côté de la canule veineuse et le réinjectait à l'aide d'une autre pompe dans l'origine de l'aorte de l'animal opéré. C'était la circulation croisée qui permit à Lillehei d'effectuer avec succès, en 1954, ses quarante premiers cas de chirurgie à cœur ouvert chez les enfants, en utilisant le père ou la mère ayant le même groupe sanguin que leur petit opéré comme oxygénateurs.

Il put alors effectuer pour la première fois au monde la fermeture des communications interventriculaires et de ces mêmes communications associées à un rétrécissement de l'artère pulmonaire génératrices de la « maladie des enfants bleus ». Ces associations entraînaient par elles-mêmes des perturbations dans la circulation sanguine à l'intérieur du cœur. En effet, si normalement la pression à l'intérieur du ventricule droit est inférieure à la pression interne du ventricule gauche, l'existence d'un rétrécissement de l'artère pulmonaire à la sortie du ventricule droit oblige celui-ci à augmenter sa pression qui devient supérieure à celle du ventricule gauche, poussant ainsi le sang veineux bleu du ventricule droit à passer à travers la communication interventriculaire pour se mêler au sang rouge artériel du ventricule gauche, donnant à ce sang sa coloration légèrement bleutée visible sur la peau des « enfants bleus ».

Cette méthode de la circulation croisée était effectivement très simple mais en même temps très dangereuse car elle mettait en jeu non seulement la vie du jeune opéré mais aussi celle de son père ou de sa mère servant d'oxygénateur.

Un jeune interne de Lillehei, Richard De Wall, imagina alors de construire un oxygénateur à l'aide de tuyaux d'arrosage du commerce. Ces tuyaux achetés au rayon jardinage des magasins du centre ville de Minneapolis, qu'il préparait et stérilisait lui-même dans le laboratoire, avaient l'avantage, à cause de leur texture plastique, d'être beaucoup moins traumatisants pour les composants du sang que les parois en verre ou en métal.

L'oxygénateur de De Wall était un invraisemblable Meccano de tuyaux. Mais il marchait. Le génie de la physiologie américaine ! Il était alimenté par deux tuyaux qui recevaient le sang des veines caves. Ces deux tuyaux étaient réunis pour n'en former plus qu'un, lequel passait dans une première pompe puis traversait un bouchon en caoutchouc en bas d'un autre tuyau plus gros placé à la verticale. Le bouchon était aussi traversé de petites aiguilles reliées à une bouteille d'oxygène. Cet oxygène se mêlait au sang veineux et le rosissait.

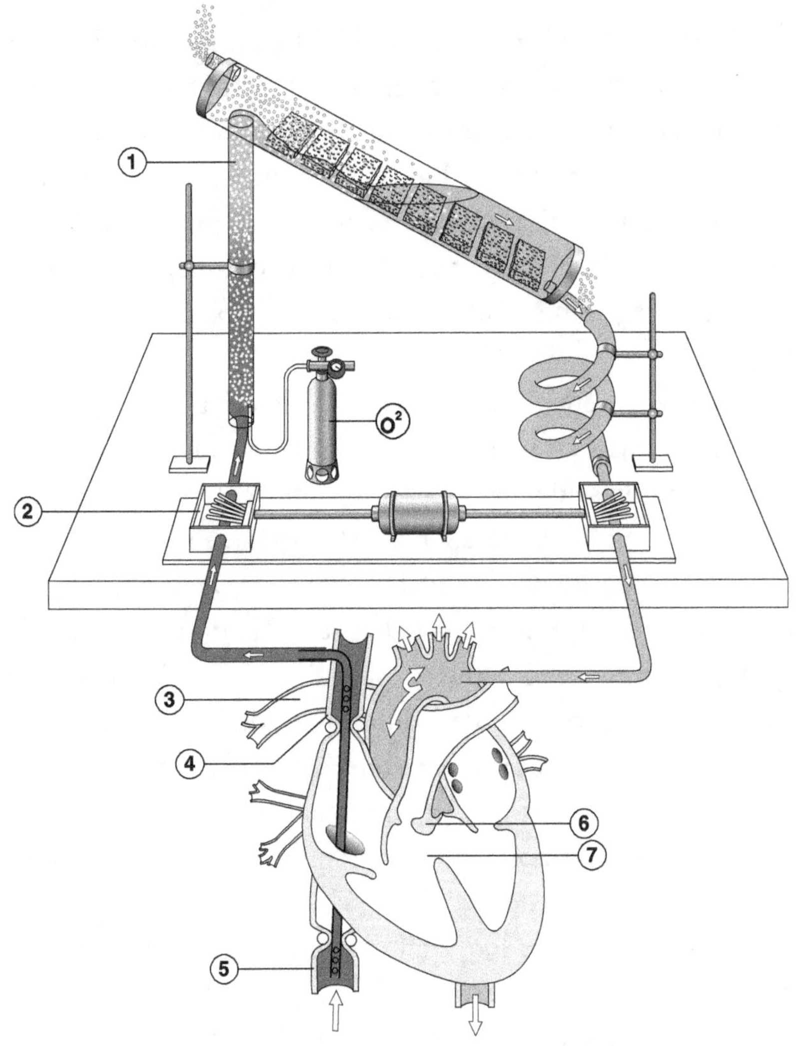

Figure 3 : L'appareil de Lillehei-De Wall

1 Oxygénateur
2 Pompe
3 Le cœur d'un enfant atteint de la « maladie bleue » évidé de son sang pour le réparer
4 Veine cave supérieure occluse
5 Veine cave inférieure occluse
6 Rétrécissement de l'artère pulmonaire
7 Communication interventriculaire

Évidemment, le sang devenait mousseux et montait dans le tuyau vertical. Alors on branchait tout simplement en haut de ce tube vertical un autre gros tuyau dans lequel on avait placé des éponges en plastique servant à récurer les casseroles qu'on avait imbibées d'un produit antimousse du commerce même pas stérilisé mais censé ne pas contenir de germes. Le sang commençant à se démousser, on le faisait descendre dans un troisième tube plastique qui se déroulait en spirale. Lorsqu'il arrivait en bas de la spirale, le sang était entièrement démoussé et oxygéné. On le recueillait alors dans un dernier tuyau de petit calibre qu'on faisait passer dans une pompe qui ramenait le sang dans l'origine de l'aorte de l'opéré, court-circuitant ainsi le cœur et les poumons comme dans la machine de Gibbon.

Mais là encore, il fallait rendre à l'opéré autant de sang qu'on lui en prenait. Le problème consistait donc à avoir deux pompes d'entrée et de sortie de l'oxygénateur au débit strictement identique. Les pompes à traire les vaches de l'époque répondirent à ces exigences. Bien qu'étant d'origine paysanne, je n'en avais jamais vu fonctionner. La première fois ce fut donc dans ce laboratoire. On plaçait le tuyau d'arrivée et le tuyau de sortie à l'intérieur de ces pompes où des doigts métalliques pressant le tube les uns après les autres dans un mouvement ondulatoire propulsaient le sang sans l'endommager. Les deux pompes étaient connectées à un seul moteur central, si bien qu'elles tournaient à la même vitesse et qu'on réinjectait dans l'organisme de l'enfant opéré autant de sang qu'on lui en avait pris. Ce fut le fameux appareil « pompe oxygénateur de Lillehei De Wall ».

Dans ce laboratoire où je débarquai, travaillaient déjà cinq ou six jeunes chirurgiens comme moi, pour certains américains, les autres venant de différents pays afin d'y apprendre ces techniques nouvelles. Je fus immédiatement intégré à l'équipe. Nous commencions de bonne heure, à six heures du matin, par l'examen et les soins des chiens opérés la veille puis nous entreprenions un projet que Lillehei nous suggérait.

Un jour, Lillehei descendit au laboratoire où nous étions en train de travailler :

« Les garçons, dit-il, hier, en fermant une communication interventriculaire, j'ai encore créé un bloc. Il faut trouver quelque chose ! »

Et il s'en alla sans rien ajouter. Il se comportait toujours de la sorte lorsqu'il avait un problème. Ce « bloc » dont il parlait était dû à la lésion d'un faisceau mince comme un fil qui conduisait l'impulsion du cœur, née dans l'oreillette droite, vers les deux ventricules où elle commandait ainsi le rythme des contractions cardiaques. Ce fil « nerveux » passait juste au bord inférieur de la communication interventriculaire si bien que, lorsque Lillehei amarrait une pièce de tissu au bord inférieur de l'orifice pour fermer cette communication, une suture un peu trop profonde prenait ce faisceau qu'il cisaillait. La commande des ventricules n'était cependant pas abolie car la portion ventriculaire du faisceau continuait à émettre des impulsions, mais moins nombreuses et irrégulières. Il en résultait un pouls très lent, vingt-cinq à trente battements par minute, avec parfois des interruptions qui pouvaient être définitives et donc mortelles.

Nous en étions là de nos réflexions quand l'un de nous se souvint que, pendant ses études, son professeur de physiologie avait réalisé une curieuse expérience : il branchait sur le cœur d'un chien des électrodes reliées à un gros appareil et, en tournant les boutons de celui-ci, faisait battre le cœur à la vitesse qu'il désirait. Nous nous précipitâmes chez le professeur de physiologie de l'université qui nous dit : « En effet, j'ai un tel appareil. »

Il nous montre une boîte grosse comme un poste de télévision pourvue de nombreux boutons et nous explique son maniement. Nous redescendons immédiatement dans le laboratoire avec l'appareil, opérons un chien, exposons son cœur et plaçons sur lui les deux électrodes de l'appareil. Mais malgré son maniement correct, le cœur ne modifie en rien son rythme.

Nous retournons en physiologie pour avoir des explications :

« Ah ! s'exclama le professeur de physiologie, j'ai oublié de vous dire que ce n'est efficace que si votre chien présente un bloc auriculoventriculaire comme les opérés de Lillehei. »

D'un même élan, nous revenons au laboratoire, mais pour nous apercevoir que si Lillehei créait parfois sans le vouloir des blocs auriculoventriculaires, il était beaucoup plus difficile de les obtenir sur le chien. Après différentes manœuvres, nous y parvenons cependant et nous avons la joie de voir cette fois le cœur obéir parfaitement à l'appareil. Fièrement, nous partons alors présenter notre trouvaille à Lillehei.

« Bravo ! les garçons ! nous dit-il. Votre engin sera utile et efficace pour nos petits opérés mais un peu encombrant lorsqu'il sera posé sur leur table de nuit. Il faudrait quelque chose de plus simple et de plus petit. Je connais un bricoleur qui habite pas loin de chez moi et qui répare de temps en temps ma voiture. Vous devriez aller le voir. »

Une expédition nous conduit alors à la périphérie de Minneapolis dans une espèce de hangar d'où sort un homme en salopette. Il nous demande ce que nous voulons. Nous lui expliquons notre problème.

« Bien ! dit-il. Revenez me voir dans huit jours ! »

Le jour dit, le bricoleur nous avait préparé un petit boîtier gros comme une télécommande de télévision, muni d'électrodes et d'une anse de chaque côté pour le pendre au cou de l'opéré :

« Voici ! C'est tout simple. C'est un transistor, j'y ai mis des piles du commerce et sur cette boîte il y a seulement deux boutons, un pour le voltage, l'autre pour la fréquence. »

C'était l'ancêtre des pacemakers, nos stimulateurs cardiaques actuels…

En sortant du hangar, un coup d'œil sur la façade découvre une enseigne au nom de *Medtronic*. C'est comme cela que cette formidable entreprise de matériel médical, actuellement connue dans le monde entier, a commencé. Maintenant, un extraordinaire alignement d'usines remplace le hangar. Le colossal développement des stimulateurs cardiaques devenus implantables et qui ont sauvé des millions de personnes a débuté comme ça.

Ainsi, à Minneapolis, chaque jour un cas nouveau se présentait pour lequel une technique originale devait être inventée. Le laboratoire expérimentait sans cesse avec audace.

J'apprenais énormément bien que je fusse souvent humilié par mes jeunes collègues américains, remplis d'un complexe de supériorité envers la vieille Europe. Je résolus alors, qu'en rentrant en France à la fin de mon année de stage, j'allais leur montrer ce que nous autres, Français, nous pouvions faire. Ce séjour américain changea du tout au tout la vision de ma vie professionnelle. Adieu les rêves d'une vie tranquille dans la routine d'un travail simplement bien fait. Il me fallait à mon tour entreprendre, innover, redonner à notre pays la primauté scientifique que l'on m'avait montrée perdue.

C'est dans cet esprit qu'à la fin 1957 je retrouvais les hôpitaux de l'Assistance publique à Paris. Mais là, une grave désillusion m'attendait. Mon maître Rudler, chez qui j'avais ma place, m'annonça qu'on lui offrait la direction de la clinique de chirurgie de l'hôpital universitaire de Genève, position sans égale qu'il ne pouvait refuser ; mais il devait y partir seul.

J'étais sans emploi ! Revenu avec la technique la plus en pointe de la chirurgie cardiaque, je ne pouvais l'utiliser. Mon maître Gaston Cordier fut merveilleux. L'hôpital de la Pitié avait été libéré par les militaires américains et rendu à l'Assistance publique, ce qui permit à Gaston Cordier d'y prendre en 1958 la direction d'un grand service de chirurgie générale. Il m'offrit alors spontanément de m'accueillir dans son service pour, comme il me le dit, « y faire ta chirurgie cardiaque ». La Pitié, la Salpêtrière ! Je revenais aux sources quatorze ans après ma première année de médecine.

Mais l'entreprise était tout autre.

Installer une unité de chirurgie cardiaque dans un service de chirurgie générale, composé de salles communes de quarante lits, sans aucune installation moderne, sans aucun des appareils de surveillance électronique que j'avais connus aux États-Unis, me parut une gageure impossible. Je m'en ouvris au patron :

« Monsieur, ces malades sont des opérés fragiles, il faudrait pouvoir les accueillir dans des chambres particulières !

– Ah ! ça, mon petit Cabrol, je ne peux pas t'en offrir. Mais est-ce que des boxes te suffiraient ? »

C'était mieux que rien ; j'acceptai.

« Eh bien ! Viens avec moi samedi prochain au Bazar de l'Hôtel de Ville, nous verrons ce que nous pourrons faire. »

Le samedi suivant, sur des crédits dont je n'ai jamais su la provenance, Gaston Cordier fit l'acquisition d'une série de cloisons mobiles, mi-métalliques, mi-vitrées, destinées à l'une de nos salles communes. Grâce à de petites rétributions, mon patron obtint des ouvriers de l'hôpital qu'ils nous installent nos cloisons.

« Eh bien voilà ! Tu as tes boxes.

– Oui, monsieur, mais il y faudrait l'oxygène ! »

Toujours avec les ouvriers de l'usine de l'hôpital, Gaston Cordier fit venir ces grands cylindres d'oxygène qu'on raccordait à un tuyau et à un masque pour aider les grands insuffisants respiratoires. Afin de dissimuler la rouille qui les recouvrait, il les fit habiller de jersey blanc par nos infirmières.

« Très bien ! Que te faut-il maintenant ?

– Monsieur, pour l'aspiration des drains postopératoires, il serait bon d'avoir une station de vide.

– Ça, je ne peux pas. Mais, dit-il en inspectant la salle commune, il y a là-bas dans le coin un robinet. Je te ramènerai demain de mon laboratoire d'anatomie une trompe à eau. »

Effectivement, le lendemain, il nous fit une démonstration avec la fameuse trompe à eau : un tube de cuivre qu'il fixa sur le robinet de la salle. Sur le côté de ce tube se détachait à angle droit un autre petit tube très mince. Lorsqu'on ouvrait le robinet, le courant aspirait l'air dans le petit tube latéral. Ainsi, avec un réseau de tubes de caoutchouc reliés par des Y métalliques, on put installer l'aspiration dans tous les boxes.

Cet aménagement, quoique rudimentaire, obtenu, restait à convaincre les cardiologues de m'envoyer des malades à opérer. Là encore Gaston Cordier se montra décisif. Il était devenu doyen de notre faculté de médecine et il me confia une lettre pour le célèbre cardiologue parisien, le professeur Lenègre. Je me souviendrai longtemps de la surprise de Jean Lenègre en lisant la lettre de mon patron.

« Mais dites donc, Cabrol, vous savez ce qu'il y a dans la lettre que vous m'apportez ?

– Eh bien, monsieur… Je pense que mon patron vous demande de m'envoyer des malades à opérer.

– Mais vous n'y pensez pas ! On m'adresse des personnes de tous les coins de la France pour que je les confie à des chirurgiens confirmés ! Vous, vous êtes sans expérience, vous n'allez pas commencer par la centième opération.

– Non, monsieur, bien sûr ! Je commencerai par la première. »

L'affaire paraissait mal engagée. Finalement, le professeur Lenègre réfléchit : on ne dit pas facilement non à son doyen.

« Eh bien, Cabrol, je vais vous confier deux malades pour des opérations très simples. Oh ! Ce ne sera pas des opérations à cœur ouvert mais une de nos classiques interventions conduites sans circulation extracorporelle : la dilatation de la valve mitrale rétrécie et ceci par l'introduction d'un doigt et d'un dilatateur dans l'oreillette gauche, la bien utile commissurotomie mitrale dont les résultats sont encore très satisfaisants et à un moindre risque pour l'opéré. Je vous préviens, si ce n'est pas parfait, sans parler du pire, vous n'opérerez jamais plus un malade cardiaque en France car je le ferai savoir et personne ne vous fera confiance. Les voulez-vous ces deux malades ? »

Je maîtrisais bien la technique de ces opérations que j'avais pratiquées chez le professeur d'Allaines. Si je refusais, c'était perdu. J'acceptai donc. En rentrant, je racontai l'entrevue à mon patron :

« Enfin, c'est incroyable ! Je vais lui écrire tout de suite.

– Non, monsieur, de toute façon, il nous envoie des malades. On va s'en occuper. »

On s'en est tellement bien occupés qu'on attendit huit jours avant de les opérer. On les chouchoutait, on les dorlotait. Néanmoins, le huitième jour, j'inscrivis la première malade au tableau opératoire. Gaston Cordier était resté dans son bureau, il attendait comme un nouveau papa son premier bébé. Tout se passa parfaitement bien. Je courus lui annoncer la bonne nouvelle.

« Ah ! dit-il, c'est bien, je vais pouvoir rentrer tranquille.

– Ah non, monsieur ! Nous sommes en train d'endormir la deuxième.

– Malheureux ! Il ne faut jamais faire ça. Imaginez que vous ayez des complications, pourrez-vous vous occuper des deux en même temps ? »

Heureusement, tout se passa très bien et le patron put aller déjeuner paisiblement.

Le soir, rentrant à la maison, je me surpris à penser dans ma voiture : « Maintenant, je suis un chirurgien du cœur. »

L'extraordinaire confiance que me témoigna Gaston Cordier, l'inlassable soutien moral et matériel qu'il prodigua au jeune chirurgien débutant que j'étais, la foi et l'enthousiasme que je rencontrai dans la petite équipe qu'il mit à ma disposition – un collaborateur, Gérard Guiraudon, trois anesthésistes, et quelques infirmières, aides-soignantes et agents hospitaliers, qui acceptèrent cette incroyable aventure – finirent par triompher de tous les obstacles : le manque de personnel compétent dans ce domaine, l'absence d'appareils de surveillance postopératoire, les moyens matériels rudimentaires que l'on compléta peu à peu grâce aux crédits du laboratoire d'anatomie de Gaston Cordier et les subventions de recherche que m'obtenait de temps à autre le professeur Lenègre. Je me souviens d'une nuit passée avec mon épouse au chevet d'un opéré qui faisait des arrêts cardiaques à répétition dont la seule détection possible à l'époque était la surveillance de son pouls radial que nous prenions en permanence, assis de chaque côté de lui pour, dès que son pouls n'était plus perceptible, rétablir les battements cardiaques grâce à un choc électrique.

J'avais également repris la pratique de la chirurgie pulmonaire que je connaissais bien. De telle sorte qu'en 1964, à l'hôpital de la Pitié, dans le service du professeur Cordier, une unité de chirurgie thoracique (pour le traitement chirurgical des maladies cardiaques et pulmonaires) était reconnue et avait déjà opéré de nombreux malades que m'avaient confiés, grâce à mon patron, quelques-uns des pneumologues et des cardiologues les plus réputés de Paris. Nos bons résultats les avaient aussi encouragés à nous confier des malades porteurs d'affections cardiaques plus complexes, telles les communications interventriculaires et la maladie des enfants bleus, toutes affections nécessitant une chirurgie à cœur ouvert comme celle que j'avais apprise à Minneapolis. Grâce au laboratoire de chirurgie expérimentale, qu'à l'instar de celui de Lillehei, mon maître Gaston Cordier m'avait permis d'équiper dans son service d'anatomie, j'avais pu entraîner ma petite équipe à la circulation extracorporelle avec l'appareil de Lillehei De Wall, circulation extracorporelle que nous pûmes enfin transposer sans effort à l'hôpital pour traiter nos malades.

Malheureusement, en 1965, le professeur Gaston Cordier mourut subitement. Avec notre nouveau patron, le professeur Mercadier, les débuts furent assez difficiles. Maurice Mercadier était un jeune chirurgien guère plus âgé que mon ami Henri Garnier et moi, les deux assistants officiels du service. Nous nous tutoyions donc. Comme sous la houlette de Gaston Cordier, Henri et moi avions acquis responsabilité et expérience, Maurice Mercadier craignait peut-être de n'avoir pas assez d'autorité sur nous d'autant plus qu'Henri faisait excellemment la même chirurgie que lui. Il entreprit donc de tout régenter dans le service, les indications opératoires des malades, les horaires des salles d'opération, les dates d'entrée et de sortie des patients...

Pour ma part, j'espérais un peu échapper à cet autoritarisme brutal en raison de ma chirurgie bien à part. Mais Mercadier ne l'entendait pas de cette oreille. Il dispersa mes malades aux quatre coins du service, démantelant l'unité de chirurgie thoracique et son personnel. Comme je m'en plaignais auprès de lui, il me répondit simplement :

« Si tu es intelligent, comme je le crois, tu survivras. »

Nous survécûmes jusqu'à ce 27 avril 1968, où notre petite équipe réalisa, à la surprise générale, la première greffe du cœur en Europe.

Chapitre 2

LA PREMIÈRE GREFFE
DU CŒUR EN EUROPE

En réalité, notre entreprise n'était pas tout à fait fortuite car, durant mon séjour aux États-Unis chez Walton Lillehei, je m'étais fait deux amis parmi mes compagnons de travail, jeunes chirurgiens venus comme moi pour apprendre la chirurgie à cœur ouvert. L'un était américain : Norman Shumway. Sa formation terminée à Minneapolis, il accepte un poste à l'hôpital de la prestigieuse université de Stanford en Californie. Nommé à 34 ans responsable du service de chirurgie cardiaque, Norman Shumway développe d'emblée la chirurgie à cœur ouvert qu'il a apprise chez son maître Lillehei. Grâce à ses dons étonnants et surtout à sa simplicité et sa constante bonne humeur, il réunit autour de lui une équipe enthousiaste qui obtient bientôt des résultats surprenants. Son activité opératoire, quoique soutenue, lui laisse le temps de se consacrer à des travaux expérimentaux. Dans le petit laboratoire qu'on lui confie, il va tenter, comme tout bon disciple, de perfectionner la technique de son maître.

À l'époque, la circulation extracorporelle permettait de vider le cœur de son sang mais elle ne l'arrêtait pas. Le cœur continuait donc à battre, ce qui rendait assez difficile la délicate réparation des lésions complexes comme celles de la maladie des enfants bleus ou les malformations des valvules cardiaques que Lillehei ne pouvait traiter que sommairement. Shumway pense que pour l'exécution parfaite des gestes opératoires, le cœur doit être arrêté. Au cours de ses expérimentations sur le chien, il découvre que, pour arrêter le cœur, la méthode la plus simple est d'interrompre son oxygénation en pinçant, « en clampant » comme nous disons en chirurgie, les deux artères nourricières du cœur : les artères coronaires. Privé d'oxygène, le cœur s'arrête, mais cette privation entraîne bientôt une altération irréversible du muscle cardiaque qui, après le rétablissement de la vascularisation, ne peut reprendre sa fonction une fois la réparation accomplie. Comment conserver la vitalité du muscle cardiaque malgré la privation d'oxygène ?

Shumway se souvient alors qu'à Minneapolis John Lewis avait lui aussi réussi à ouvrir le cœur en se fondant sur un autre principe que la circulation extracorporelle : le refroidissement du corps qui permet à l'organisme de se contenter de beaucoup moins d'oxygène qu'à la température normale. Shumway décide donc d'utiliser ce principe de refroidissement : l'hypothermie.

Sur le chien qu'il opère, il branche au niveau du cœur la circulation extracorporelle de Lillehei puis, quand le cœur est vide, clampe les artères coronaires et refroidit le cœur en versant dans le thorax du sérum stérile à 4 ºC, faisant ainsi tomber sa température de 38 ºC à 15 ºC. Il attend ainsi une heure, temps qu'il juge nécessaire pour mener à bien les réparations les plus compliquées. Puis il évacue le liquide froid, déclampe les artères coronaires et le cœur, de nouveau nourri, se recolore, se réchauffe, s'anime de petits mouvements irréguliers, traduisant la contraction isolée et anarchique des différentes fibres cardiaques. C'est la fibrillation ventriculaire. En appliquant au cœur un choc électrique approprié, les fibres cardiaques repartent toutes ensemble du même mouvement, comme une armée qui se remettrait au pas. Le cœur reprend alors ses battements réguliers et vigoureux. Il assure de nouveau parfaitement la circulation sanguine de sorte que la circulation extracorporelle peut être arrêtée.

Shumway a la joie de constater que l'intervention s'achève ensuite sans problème. Il vient d'observer que, grâce à l'hypothermie locale, l'arrêt cardiaque provoqué est possible. Cette technique sera ensuite largement utilisée pour toutes les opérations à cœur ouvert et mondialement connue sous le nom de « technique de Shumway ».

Restait à prouver que cette expérience était renouvelable. Norman en entreprend alors une série de quinze. Les premières se déroulent sans problème. À la fin de la dixième, Richard Lower, son assistant – appelé aux États-Unis son « résident » –, lui déclare tout à trac :

« Ne comptez pas sur moi pour les prochaines interventions !

— Pourquoi ?

— Parce que, pour ma part, je ne trouve plus tellement d'intérêt à cette expérience. Bien sûr, pendant les premiers temps de l'intervention, c'est intéressant, on travaille. Mais ensuite, quand le cœur se refroidit, on attend une heure sans rien faire.

— Certes, dit Shumway. Mais que pourrait-on faire alors ?

— Eh bien, on pourrait s'occuper pendant ce temps-là.

— À quoi par exemple ?

— J'ai pensé que tout en refroidissant le cœur, on pourrait le séparer du corps en coupant les vaisseaux qui le relient à l'organisme et, avant la fin de l'heure, on le remettrait en place pour voir ce qui se passe. »

Aussitôt dit, aussitôt fait, à la onzième expérience, Lower et Shumway coupent les deux artères qui sortent du cœur, l'aorte et l'artère pulmonaire, de même que les veines qui y arrivent. Ils utilisent d'ailleurs une astuce technique qui va considérablement faciliter l'opération. Au lieu de couper séparément à droite les deux veines caves qui abordent le cœur et à gauche les quatre veines pulmonaires qui ramènent le sang oxygéné au cœur, ils laissent la partie des deux oreillettes où s'abouchent ces veines, à droite autour des deux veines caves, à gauche autour des quatre veines pulmonaires. Ainsi, lorsqu'ils vont recoudre le cœur en place, il n'y aura plus que quatre raccords à faire, aorte, artère pulmonaire, oreillette droite, oreillette gauche.

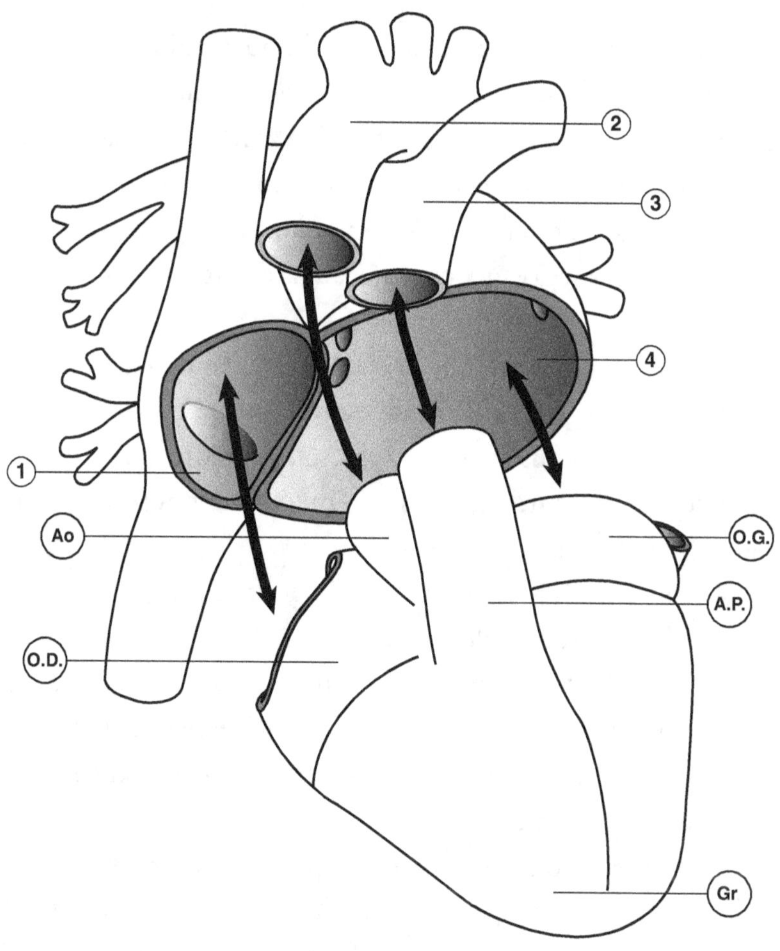

Figure 4 : Greffe cardiaque

En haut, la partie du cœur de l'opéré restée en place après ablation de l'organe malade avec ses cavités et vaisseaux ouverts (en grisé)

1 Oreillette droite *3 Artère pulmonaire*
2 Aorte *4 Oreillette gauche*

En bas, le greffon cardiaque (Gr) avec ses cavités et vaisseaux à raccorder à l'opéré

Ao Aorte *OG oreillette gauche*
OD oreillette droite *AP Artère pulmonaire*

À la fin des sutures cardiaques, le liquide froid qui a permis l'hypothermie est évacué, les artères coronaires sont déclampées, le cœur se réchauffe. Cette fois, il repart même spontanément. Les contractions sont rapidement aussi vigoureuses qu'avant l'opération et la circulation extracorporelle est arrêtée. Le cœur assure comme auparavant une circulation normale.

Pour Shumway et Lower, une conclusion s'impose : la technique de la greffe cardiaque est née puisqu'on peut enlever un cœur et le conserver au moins une heure au froid (on s'apercevra plus tard qu'on peut même aller jusqu'à quatre heures), le réimplanter et le voir repartir.

Racontant un jour à mon jeune neveu ce récit, j'eus la surprise de le voir douter de mes dires :

« Tu m'as bien expliqué, me dit-il, que le cœur est un muscle ? Or les muscles dans l'organisme ne peuvent marcher seuls, ils sont commandés par les nerfs qui leur transmettent les ordres venus du cerveau. Mais dans cette greffe du cœur, à la fin de l'opération, les nerfs n'ont pas été raccordés ?

— Bien sûr que non, et même s'ils avaient été raccordés, la greffe nerveuse n'aurait pu être efficace immédiatement. D'ailleurs, elle aurait été bien difficile à réaliser car les nerfs du cœur sont fins comme les fils d'une toile d'araignée et pratiquement invisibles à l'œil nu. Mais le cœur n'en a pas besoin car s'il est vrai que tous les muscles de l'organisme ne peuvent se contracter que grâce à l'impulsion du cerveau, il en est un seul qui peut fonctionner de façon autonome : le muscle cardiaque. Il possède en effet à l'intérieur de sa paroi un système automatique, sorte de petit cerveau qui envoie 110 fois par minute une stimulation qui le contracte régulièrement. Bien sûr, le rythme du cœur est normalement soumis à l'influence du cerveau qui peut l'accélérer ou le ralentir, il n'empêche, il peut battre tout seul.

« Et vois-tu, ajoutai-je, c'est ce que je savais déjà à ton âge. Car je suis né dans un petit village où l'on attrapait des grenouilles. Une fois par an, pour les nouveaux qui arrivaient dans notre classe, notre maître d'école nous demandait de lui apporter une grenouille. Il posait une goutte d'éther sur sa tête pour l'endormir, disait-il, lui ouvrait la poitrine, extrayait le cœur qu'il plaçait devant lui dans une soucoupe. Et nous, enfants émerveillés, groupés autour de la table du maître, nous voyions battre tout seul dans sa soucoupe le cœur de la petite grenouille. Le maître nous expliquait alors ce que je viens de te dire. »

Shumway et Lower, pas peu fiers de leur découverte, désirent la faire connaître au monde chirurgical. Dès 1960, ils rapportent leur technique au cours d'un grand congrès scientifique. La première remarque qu'on leur fait, c'est qu'ils n'ont pas effectué une greffe du cœur mais tout simplement remis en place le cœur de leur opéré, c'est-à-dire réalisé une autotransplantation. Pour démontrer la validité de la greffe, il faudrait qu'ils prennent le cœur d'un autre chien et qu'ils le réimplantent à la place de celui de leur opéré.

Qu'à cela ne tienne ! Rentrant dans leur laboratoire, les deux jeunes chirurgiens décident de réaliser ce qui leur a été proposé. Le cœur prélevé sur un autre chien est implanté à la place de celui de l'opéré. À la fin des sutures, lorsque l'irrigation cardiaque a repris, les opérateurs sont tout de même un peu anxieux. Le cœur va-t-il reprendre sa fonction comme dans les expériences précédentes ? Oui ! Ce cœur étranger repart comme s'il avait toujours été là, dans cet organisme nouveau pour lui. Au bout de quelques heures de surveillance, Shumway a la joie de voir le chien opéré se dresser sur ses pattes et faire quelques pas dans le laboratoire. À l'hôpital de Stanford, cette fois tout le monde est impressionné par ce succès et défile au laboratoire pour voir ce chien greffé qui manifeste tous les signes de vigueur.

Cependant, au quatrième jour postopératoire, l'animal paraît un peu fatigué ; trop de visites, peut-être. Malheureusement, le lendemain, Shumway découvre le chien mort. À l'autopsie, il s'aperçoit que le cœur qui marchait jusque-là si bien est gonflé et méconnaissable. Il avait été victime du phénomène déjà connu dans les greffes du rein tentées depuis dix ans : le rejet.

Le rejet est une réaction normale de notre organisme, il nous sauve la vie à tout instant. En effet, notre organisme est très sélectif, il ne reconnaît que ce qui est à lui, « le soi » comme disait Jean Hamburger. Par contre, il n'admet pas ce qui lui est étranger « le non-soi ». C'est ainsi qu'il nous protège, car il reconnaît à tout instant les millions de microbes dangereux qui l'infectent. Il les reconnaît, les attaque, les détruit et les rejette. Mais malheureusement, notre organisme ne fait pas la différence entre un mauvais microbe qui va tuer et un bon greffon qui va sauver la vie. Il prend le greffon pour un gros microbe, il l'attaque, il le détruit et il le rejette. C'est ce qu'on appelle le « rejet des greffes ». Jean Hamburger avait observé ce phénomène dès 1952 en faisant greffer un enfant,

Marius Renard – qui avait perdu le seul rein qu'il avait, qui était donc ce qu'on appelle « un rein unique », au cours d'un accident – avec un des deux reins de sa mère. Marius avait survécu vingt et un jours, mais mourut d'un rejet. Le rejet n'est donc rien d'autre qu'une réaction de l'organisme contre un organe étranger.

« Organe étranger », voilà le problème et peut-être la solution. Pour greffer un organe, il suffit de l'obtenir d'un donneur qui ne paraisse pas étranger au receveur. Bien sûr, tous les humains se ressemblent, mais chacun est différent, ne serait-ce que par l'aspect physique, sauf pour certains qui se ressemblent, selon l'expression populaire « comme deux gouttes d'eau », les jumeaux : les vrais jumeaux nés de la séparation rare et particulière du même œuf en deux mêmes parties aboutissant à la formation de deux individus identiques. Cette séparation est bien différente de la division normale d'un ovule fécondé en ses premières cellules qui ne donnent qu'un seul individu. C'est cette identité qu'utilisa en 1954 une équipe américaine de Boston pour sauver un jeune homme de 23 ans atteint d'une lésion terminale des deux reins en lui greffant un rein sain de son frère vrai jumeau. Mais si la greffe ne peut se faire qu'entre jumeaux, elle ne sera pas très utile.

Aussi, en France, on cherche, à défaut de similitude absolue, des ressemblances biologiques, celles des groupes sanguins par exemple. Ils ont été découverts par Landsteiner à la suite de graves accidents au cours des premières transfusions sanguines, accidents qu'il a montré être dus à des substances situées sur les globules rouges du sang. Ces substances, capables de provoquer chez le transfusé de telles réactions et la formation de molécules, les anticorps, sont appelées « antigènes ». Il nomma donc l'antigène qu'il avait découvert par son initiale A. Il découvrit ensuite un deuxième antigène que l'on appela B. Les personnes qui portent sur leurs globules rouges l'antigène A sont du groupe A, celles qui portent l'antigène B sont du groupe B, celles qui possèdent les deux antigènes sont du groupe AB et celles qui ne portent aucun antigène sont du groupe O.

Ces découvertes fondamentales permirent les transfusions sanguines entre personnes de groupes identiques ou compatibles. La compatibilité signifie que l'on peut transfuser certaines personnes de groupes non identiques. Ainsi, les personnes du groupe O ne possédant pas d'antigènes ne peuvent provoquer la sécrétion d'anticorps et des réactions nocives chez le transfusé. Ce sont donc des donneurs universels. À l'opposé, les personnes du groupe AB ayant les deux antigènes n'ont donc pas dans leur sang les anticorps anti-A ou anti-B. Elles peuvent donc recevoir tous les autres groupes. Ce sont les receveurs universels.

Cette similitude ne suffit pas pour la greffe, le petit Marius de Jean Hamburger était du même groupe sanguin que sa mère et pourtant il est mort d'un rejet.

Sur ces entrefaites, en 1958, un médecin français, Jean Dausset, observe des réactions tout à fait anormales au cours de transfusions sanguines pourtant effectuées selon les règles des groupes sanguins. Il se demande alors s'il n'existe pas d'autres antigènes et il les découvre, cette fois non sur les globules rouges, mais sur les globules blancs du sang : les leucocytes. Les antigènes des leucocytes humains sont alors appelés dans les publications anglo-saxonnes de l'époque « Human Leucocyte Antigens » (HLA). L'utilisation des groupes HLA, en réduisant les différences biologiques entre donneurs et receveurs, diminua la fréquence et la gravité des rejets, mais le nombre et la complexité de ces groupes, dont chacun peut se décliner très loin comme une racine carrée, ne permettent que très rarement de trouver une identité complète entre donneur et receveur, ce qui ne permet donc pas de supprimer complètement le rejet. Force fut alors de revenir au premier volet de l'équation du rejet : la réaction de l'organisme contre le greffon.

Cette réaction de défense naturelle, à quoi est-elle due ? L'explication en fut donnée par un chercheur britannique, Sir Peter Medawar, professeur de zoologie. Il montra que les défenses de l'organisme se font par l'intermédiaire des globules blancs. Les rejets s'accompagnent en effet d'une augmentation importante du nombre de globules blancs dans le sang et les greffons en sont massivement envahis.

Un jeune chirurgien français qui, à l'époque, avait mis au point la technique chirurgicale de la greffe du rein, René Kuss, tente alors de limiter l'activité des globules blancs, tueurs de microbes, mais aussi tueurs de greffons. À l'aide de son collaborateur médecin, Marcel Legrain, René Kuss utilise contre le rejet la cortisone et ses dérivés, les corticoïdes, qui limitent la multiplication des cellules et par conséquent celle des globules blancs dont le nombre augmente considérablement à l'occasion d'un rejet, mais aussi la nocivité pour le greffon dans lequel on les retrouve en abondance.

Le hasard fait parfois bien les choses mais pour ceux qui y sont préparés. Ainsi, lors de la guerre de 1914-1918 furent utilisés les gaz toxiques contre les combattants, en particulier l'ypérite. À la fin du conflit, la fabrication de ces gaz fut interdite. Mais quarante ans plus tard, en 1959, un camion de l'armée française se renverse dans un virage. Avec son chargement, des fûts tombent et certains crèvent libérant un gaz, l'ypérite. Le conducteur, les badauds qui s'étaient attroupés sont légèrement gazés et conduits à l'hôpital. Ils en sortiront au bout de quinze jours sans séquelles. Mais pendant ce séjour, les médecins remarquent que le nombre de leurs globules blancs chute pour revenir à la normale à la fin de leur hospitalisation. René Kuss et Marcel Legrain se demandent alors si dans l'ypérite n'existent pas des substances responsables de la diminution temporaire des globules blancs. Ils y découvrent l'azathioprine qu'ils font commercialiser sous le nom d'Immurel et qu'ils utilisent avec les corticoïdes pour réduire l'action antirejet des globules blancs chez les transplantés. Ils réussissent ainsi dès 1960 trois greffes entre donneurs et receveurs non jumeaux et même non apparentés. Le traitement antirejet ou « immunosuppresseur », du nom de son action contre la cause de la réaction de rejet – l'immunité –, était né.

Donc, en 1960, Lower et Shumway bénéficient de l'expérience des greffes de rein, de la connaissance des signes de rejet et des médicaments appropriés pour les combattre. Toutefois, les rejets ne se manifestent pas de la même façon pour tous les organes, les signes qui traduisent l'attaque du cœur sont différents de ceux qui dénoncent celle du rein. Les doses utiles de médicaments ne sont pas les mêmes dans tous les cas.

Reconnaître les signes précoces du rejet cardiaque, en déterminer le traitement approprié, demande cinq ans d'efforts aux deux chercheurs américains.

En 1965, Shumway commence à obtenir chez des chiens greffés du cœur des survies prolongées, plusieurs semaines, plusieurs mois, un an, deux ans. Nous sommes en 1967. Dans l'entourage de Shumway, la conviction est établie que la greffe du cœur est possible et applicable à certains malades cardiaques. Shumway lui-même en est convaincu. Mais reste un obstacle de taille à surmonter : comment obtenir le greffon ? Il n'est évidemment pas question de le prélever sur une personne vivante, elle ne peut pas se passer de son cœur, mais on ne peut pas non plus le prélever après une mort de maladie ou de vieillesse où les organes, épuisés, se sont arrêtés les uns après les autres. Il est nécessaire de trouver un cœur sain, vigoureux, battant.

Un cœur battant après la mort, cela paraît impossible. Sauf dans certaines circonstances où un seul de nos organes vitaux est détruit mais que l'on est incapable de remplacer : le cerveau. C'est ainsi qu'en 1959, deux médecins réanimateurs français, Pierre Mollaret et Maurice Goulon, avaient signalé qu'à la suite de certains traumatismes crâniens très graves, la rupture d'un vaisseau dans le crâne ou encore un suicide d'une balle dans la tête, le cerveau subit des lésions irréversibles qui vont entraîner la mort sans, paradoxalement, que tous les autres organes cessent immédiatement de fonctionner. Dans ces cas-là, si l'on applique la respiration artificielle mécanique utilisée en anesthésie, celle-ci supplée aux muscles respiratoires paralysés par la mort du cerveau. Le cœur animé par son propre mécanisme, lui, continue de battre et pousse le sang dans les poumons. Grâce à la respiration artificielle, le sang s'oxygène et la circulation sanguine assure ainsi le passage d'un sang oxygéné dans tous les organes du corps. Sauf dans le cerveau, car les grandes lésions cérébrales entraînent un œdème, c'est-à-dire une accumulation liquidienne dans le cerveau qui augmente son volume. Comme il est dans une boîte crânienne inextensible, aucune goutte de sang ne peut plus alors y entrer, ni en sortir. Ainsi, le cerveau peut être détruit et les organes continuer à fonctionner. Oh ! seulement pendant quelques heures, car un cerveau détruit ne peut plus diriger les mécanismes les plus intimes de l'organisme, telle la production des matériaux nutritifs, de sorte que les organes, peu à peu privés de ces matériaux indispensables à leur survie, se détériorent et s'arrêtent de fonctionner. Mais ces quelques heures après la mort du cerveau – la « mort cérébrale » –, où les organes fonctionnent encore, sont très précieuses car ce sont les seules où l'on peut prélever des organes pour les greffes sans priver le donneur d'une seconde de vie.

En France, des organes avaient déjà été prélevés pendant cet état de mort cérébrale. Dès 1958, à l'hôpital Foch, René Kuss et son équipe avaient obtenu l'accord de l'administration et des familles pour prélever les reins de personnes en mort cérébrale. En général, cependant, ils avaient attendu l'arrêt du cœur. En 1964, Jean Hamburger put prélever un rein sur une personne décédée de mort cérébrale, mais dont le cœur battait encore. Ces quelques prélèvements faits à cœur battant n'intéressaient cependant jamais le cœur lui-même.

Pour régulariser les prélèvements dans ces conditions, François d'Allaines, pionnier de la chirurgie cardiaque en France, pose en 1966 à la plus haute autorité médicale de France, l'Académie de Médecine, d'après une proposition de l'Ordre des Médecins, deux questions. La première : Peut-on considérer la mort cérébrale comme la mort légale, c'est-à-dire celle qui permet d'établir un certificat de décès ? En effet, grâce aux progrès de la réanimation, il est difficile de se fonder sur les anciens critères de la mort. L'arrêt respiratoire, grâce à la respiration artificielle, n'autorise plus cette conclusion. L'arrêt cardiaque non plus car on sait déjà y remédier par un massage cardiaque. Seule la destruction du cerveau permet à un médecin de certifier la mort. Seconde question : Dans cet état de mort cérébrale, peut-on prélever des organes encore fonctionnels en vue d'une greffe ?

L'Académie de Médecine ne donna pas sa réponse immédiatement. Comme toute administration lorsqu'elle se trouve embarrassée, elle nomma une commission. Laquelle remit ses conclusions six mois plus tard. Bien évidemment oui, la mort cérébrale doit être considérée comme la mort légale en France, mais à deux conditions : cette mort doit être constatée non seulement par un mais par deux médecins non impliqués dans les greffes, et elle doit reposer sur les signes indiscutables de la mort du cerveau. Signes recueillis non seulement par l'examen du corps, mais aussi par un électroencéphalogramme constatant que les ondes électriques (émises par un cerveau vivant) sont totalement abolies, et cela en dehors de toute baisse anormale de température ou de l'ingestion d'un produit hypnotique, ce dont il faut apporter la preuve.

Réponse à la seconde question : Oui, on peut alors prélever les organes pour les greffes mais à trois conditions : s'assurer que le défunt ne présente aucune maladie transmissible au receveur par l'intermédiaire du greffon ; que les organes à prélever sont en parfait état fonctionnel et qu'enfin on ait l'accord de la famille du défunt.

Ainsi, en 1967, le prélèvement des organes devient légalement possible en France. Mais aux États-Unis, la législation n'est pas aussi avancée, si bien que Shumway, malgré son désir d'appliquer à l'homme sa technique de transplantation cardiaque, marque quelques hésitations. Entre alors en scène le deuxième ami que je m'étais fait à Minneapolis chez Lillehei.

Ce garçon dégingandé, un peu maladroit, est un travailleur acharné. Un an après notre rencontre, sa formation achevée, il rentre dans son pays, l'Afrique du Sud, et fonde un service de chirurgie cardiaque où il pratique lui aussi la chirurgie à cœur ouvert. En 1967, se sentant un peu isolé à la pointe de l'Afrique, il décide de revenir passer quelques mois aux États-Unis pour se familiariser avec la greffe du rein qu'on lui a demandé de pratiquer dans son hôpital. Il se rend pour cela à Richmond, en Virginie. Là, il rencontre par hasard Richard Lower, élève de Shumway, qui, après sa formation à Stanford, a quitté la Californie pour diriger son propre service de chirurgie cardiaque et poursuit de son côté l'expérimentation de la greffe cardiaque. Richard n'est pas peu fier de montrer ses résultats à son collègue sud-africain. Pour ce dernier, c'est une révélation.

Il rentre chez lui, au Cap, s'entraîne quelques semaines, non plus à la greffe du rein mais du cœur. Et le 3 décembre

1967, il ose l'incroyable. Il prélève le cœur encore battant d'une jeune femme tuée dans un accident d'automobile non loin de son hôpital et le greffe sur un malade mourant de défaillance cardiaque dans son service. Il ose et il réussit. Du jour au lendemain son nom est connu du monde entier : Christiaan Barnard.

Le mérite de Christiaan Barnard est considérable car son audace débloque la situation. Mais il est peu familier du traitement immunosuppresseur, son malade va mourir dix-sept jours plus tard. En revanche, son second patient, greffé quelques semaines après, le Dr Blaiberg, survit dix-neuf mois. Pour Barnard, c'est la gloire. Il parcourt le monde entier pour parler de ses succès. Il fait cependant une lourde erreur et commet une grande injustice : il ne reconnaît à aucun moment ce qu'il doit aux travaux de Lower et Shumway. C'est regrettable, mais tant pis, il a levé un tabou et donné l'élan.

Trois jours après la première greffe de Barnard, un chirurgien de New York, Kantrowitz, tente une greffe sur un bébé de deux semaines, sans succès d'ailleurs.

Puis le 7 janvier 1968, à son tour, Shumway, libéré des contraintes morales par la première greffe du cœur, commence son extraordinaire et méthodique programme de transplantation cardiaque humaine. Dans les semaines qui suivent, deux autres greffes sont effectuées dans le monde, mais aucune en Europe. Puis, le 27 avril 1968, mon ami Gérard Guiraudon et moi-même pratiquons la première greffe européenne, la septième au monde.

Les raisons de cette tentative, inattendue pour beaucoup, tiennent au fait que pendant dix années, entre 1957 et 1967, j'avais eu l'occasion de revoir Norman Shumway lors de congrès et il m'avait cordialement invité dans son service à Stanford. Pendant mes visites, il m'avait montré les résultats obtenus sur ses chiens greffés du cœur. Rentrant à Paris dans le laboratoire de chirurgie expérimentale que j'avais créé en 1965 dans le service d'anatomie dont on m'avait confié la direction dans la nouvelle faculté de médecine Pitié-Salpêtrière, bâtie à côté du groupe hospitalier de même nom, nous nous attelons Gérard et moi à la réussite des greffes cardiaques sur le chien. Aussi, en 1967, à l'annonce des premières greffes cardiaques, sommes-nous électrisés et certains que nous avons la chance de réunir, à la Pitié, tous les moyens de réussir une tentative.

Le professeur Jean Faquet, chef du service de cardiologie à la Salpêtrière, ancien patron de Guiraudon, se laisse convaincre par notre enthousiasme et nous présente plusieurs malades en phase terminale de défaillance cardiaque pour lesquels il ne peut plus rien faire. Certains de ces malades étaient atteints de malformations cardiaques congénitales, évoluées jusqu'à l'age adulte, d'autres de lésions des valves ayant entraîné une déchéance progressive du muscle cardiaque, d'autres encore de lésions des artères coronaires causes d'infarctus cardiaques multiples. Mais le plus souvent, il s'agissait de maladies musculaires primitives du muscle cardiaque sans cause déterminée : les cardiomyopathies. L'état de ces malades était si grave que tous mouraient avant que puisse être entreprise la greffe salvatrice. Pourtant, ce 27 avril 1968, Guiraudon est prévenu par un chirurgien d'un service de neurochirurgie voisin qu'un malade vient de mourir de mort cérébrale. Certains organes du défunt, notamment le cœur, fonctionnent encore. Nous avions envisagé cette éventualité avec les neurochirurgiens. Mais ce n'est pas sans angoisse que nous décidons de demander le don indispensable.

Cette famille, je la revois, surtout l'épouse, une toute jeune mariée, depuis huit mois seulement, à peine huit mois de bonheur et le drame subit, brutal, inattendu, invraisemblable. Devant un tel malheur, en face de cette épouse effondrée, je n'ai plus du tout pensé à la greffe. J'ai tenté de la consoler, d'atténuer son immense chagrin, d'expliquer. Pendant les longs moments que dure cette conversation, ce monologue entrecoupé de sanglots, je sens que cette jeune femme écrasée par la douleur se sent peu à peu réconfortée, aidée, soutenue. Ai-je le droit de risquer de raviver sa peine en lui parlant du don qui seul pourrait sauver notre malade ? C'est notre ami neurochirurgien qui lui demande avec des mots si vrais, si simples, que la jeune femme, d'abord étonnée, puis convaincue, accepte. Mais pour entreprendre une opération aussi nouvelle, il nous faut l'accord de notre chef de service. Maurice Mercadier est parti à Alger. Je demande à Gérard Guiraudon de le joindre et d'obtenir son autorisation. Ce qu'il me promet de faire. Dès lors, il ne me reste plus qu'à prévenir le malade qui attend chez Jean Faquet.

Âgé de 66 ans, Clovis Roblain est atteint d'une cardiomyopathie. Je l'ai quitté les jours précédents dans un état dramatique. Il vit toujours mais ce n'est plus, peut-être, qu'une question d'heures. Pendant que je parcours le long trajet qui sépare notre service de la Pitié du service de cardiologie de la Salpêtrière, situé tout à l'opposé des trente hectares du groupe hospitalier, je suis assailli par le doute. Faut-il faire cette greffe, n'allons-nous pas donner un faux espoir à la famille ? Ne risque-t-on pas en cas d'échec de compromettre toute tentative ultérieure ? De décourager l'équipe ?

En ouvrant la porte de la chambre, je saisis que Clovis Roblain a tout compris. Ma visite à cette heure insolite ne peut signifier qu'une chose : nous allons pouvoir le greffer. Son seul mot « merci » et son pauvre sourire lèvent instantanément tous mes doutes. Nous sommes d'accord.

Le reste n'est plus que routine. Tout a été prévu depuis tant de jours dans les moindres détails que les choses s'enchaînent presque naturellement : appel des membres de l'équipe, des infirmières, des techniciens qui ont donné leur accord pour se tenir prêts, ouverture des laboratoires afin de pratiquer les tests confirmant que le donneur n'a pas de maladie transmissible et que son cœur marche bien, mise en route du bloc opératoire. À vingt-deux heure quinze, les lumières s'allument dans les deux salles d'opération contiguës où les anesthésistes préparent leurs appareils, leurs médicaments, les panseuses sortent les boîtes d'instruments. José, notre garçon de salle d'opération, descend chercher le donneur pendant que l'on prépare monsieur Roblain, amené entre-temps dans le service. Et tout cela sans hâte, sans fébrilité, comme si tout avait été accompli maintes et maintes fois ; presque sans bruit, chacun étant conscient qu'il se préparait quelque chose d'exceptionnel. Anesthésie, installation de l'opéré, du donneur, puis, pendant que Gérard Guiraudon et ses aides débutent dans la grande salle l'opération de monsieur Roblain, dans la petite salle voisine, avec nos résidents étrangers – qui me servent d'internes car Mercadier m'avait enlevé tous ceux qui étaient avec moi du temps de Gaston Cordier –, je commence la méticuleuse opération du prélèvement. Incision, découverte de ce cœur sain, vigoureux, normal, mais si petit pour un chirurgien habitué à voir des gros cœurs dilatés et malades. Arrêt provoqué du cœur pendant le prélèvement, mise en place immédiate dans les artères coronaires de petits tubes qui vont permettre sa vascularisation durant la greffe, reprise de ses battements.

Pendant ce temps, Clovis Roblain est endormi dans la salle d'opération attenante et Gérard commence à l'opérer. Quand il a mis en place la circulation extracorporelle, il me prévient et alors, de mon côté, j'enlève le cœur du donneur. Ce cœur est ensuite placé dans la vaste cavité péricardique qu'occupait le cœur énorme, dilaté et presque immobile de Clovis Roblain. Avant la mise en place de ce greffon, la vacuité de cette grande cavité est impressionnante. Pour la première fois, l'équipe voit un patient privé de cœur qui continue à vivre grâce à la machine de circulation extracorporelle. Mais il n'y a pas un moment à perdre, le greffon est mis en place et l'exécution des sutures effectuée méthodiquement.

Les gestes mille fois répétés au laboratoire s'enchaînent ; l'oreillette gauche ouverte du greffon est cousue à ce que Gérard Guiraudon a laissé d'oreillette gauche à Clovis Roblain. De la même façon, on raccorde l'oreillette droite, enfin l'artère pulmonaire et en dernier lieu l'aorte.

Grâce à la perfusion sous laquelle est mis le greffon, il bat lentement mais régulièrement depuis son prélèvement. Nous n'avons pas utilisé ce jour-là la technique de refroidissement de Shumway. Pour raccorder l'aorte, il faudra arrêter cette perfusion que nous maintiendrons jusqu'au dernier moment.

Nous terminons les sutures. Le cœur, privé alors d'irrigation, se met à fibriller.

« Tu es prêt Gérard ? demandai-je à mon précieux collaborateur. Alors allons-y ! »

Soulevant délicatement le cœur, nous glissons de chaque côté les deux palettes du défibrillateur qui, grâce à un choc électrique approprié, va redonner vie au greffon.

À ce premier choc, le cœur agité d'un petit tremblement – la fibrillation – s'arrête complètement... puis au bout de quelques secondes, qui paraissent un siècle, un premier battement apparaît, puis un deuxième... les contractions se multiplient, de plus en plus fréquentes et bientôt le cœur reprend un rythme régulier. Lorsque les battements paraissent satisfaisants et l'électrocardiogramme normal, la circulation extracorporelle est arrêtée.

Le petit greffon assure d'emblée une tension artérielle normale, 120/80 mm de mercure. C'était incroyable et merveilleux. Mon ami, Léon Schwartzenberg, présent pour le traitement antirejet, n'eut qu'un mot : « C'est beau ! » Nous vécûmes un moment d'intense émotion et de grand bonheur. Non seulement parce que nous venions d'effectuer cette « première », mais surtout parce que c'était la naissance d'un immense espoir. L'espoir de la vie pour des centaines, des milliers de personnes dans le monde, dont le cœur fatigué et malade ne permettait plus le moindre effort. Pour tous ceux-là et pour leur famille, la greffe, rêve d'hier, devenait réalité et suprême espérance de demain.

Le jour se lève et l'aube blanchit les grandes verrières qui à cette époque éclairaient la salle d'opération. L'opération commencée la veille est alors rapidement terminée et, à sept heures trente, le 28 avril, Clovis Roblain est installé dans une petite chambre isolée.

Nous étions restés très discrets, mais dès le lendemain, les journalistes se manifestèrent et le surlendemain 29 avril, un communiqué de l'Agence France-Presse annonçait la greffe.

Maurice Mercadier, rentré d'Alger, nous convoqua immédiatement dans son bureau. Il venait d'être appelé par le directeur général de l'Assistance publique. Gérard m'avoua alors qu'il n'avait pas pu le joindre et par conséquent obtenir son accord. L'entrevue fut chaude et nous partîmes tous les trois au siège de l'Assistance publique, avenue Victoria. Monsieur Damelon, le directeur général, nous sermonna copieusement, Gérard et moi, puis ordonna à Maurice Mercadier d'organiser des conférences de presse. Nous sortîmes penauds, mais Gérard me rassura : « Patron, dit-il, on a de la chance, on n'a pas les menottes ! »

Les conférences de presse se succédèrent dans une ambiance surréelle. Toutes les télévisions et les radios françaises et étrangères remplirent la petite salle de réunion du service. Malheureusement, quelque temps après l'opération, la fonction du cœur greffé se détériora. Nous fûmes obligés d'employer des drogues de plus en plus puissantes, de plus en plus nombreuses, et malgré nos efforts le cœur greffé de Clovis Roblain s'arrêta trois jours plus tard.

L'autopsie nous révélera la cause de cet échec. Alité depuis de nombreuses semaines, monsieur Roblain avait les veines des jambes pleines de caillots qui, chassés par la reprise d'une circulation sanguine de nouveau vigoureuse, avaient migré à travers le cœur jusqu'au poumon, provoquant une embolie pulmonaire fatale.

Malgré cet échec, le retentissement de notre greffe dans les médias fut considérable. En France et partout dans le monde, les greffes se multiplièrent : une centaine en 1968, dont plus de quinze en France. Malheureusement, un peu plus de deux ans après la première transplantation de Barnard, tous les greffés étaient décédés, à l'exception d'un seul, un Français, Marseillais, Emmanuel Vitria, opéré par Edmond Henry et son élève, Jean-Raoul Montiès. Il sera un des plus éclatants succès de la greffe de cette période car Emmanuel vivra plus de 18 ans avec son cœur greffé. Néanmoins, le pourcentage des échecs était tel que tout le monde abandonna la technique, hormis quelques équipes, celle du Cap, avec Chris et Marius Barnard, celle de Shumway toujours aussi tenace et certain d'aboutir au succès, celle de Lower aussi passionné que Shumway et la nôtre à la Pitié.

Mais notre patron Maurice Mercadier ne l'entendait pas de cette oreille. Étant très ami avec le chirurgien parisien du cœur le plus réputé, Charles Dubost, dont tous attendaient qu'il fît la première greffe, Mercadier, bien qu'il ne fût pas responsable de notre initiative, ne voulut pas se fâcher davantage avec lui. Peut-être craignait-il aussi une publicité exagérée dans son service. Nous dûmes donc attendre trois ans que je sois nommé chef d'un service de chirurgie cardiaque nouvellement créé à la Pitié pour reprendre les opérations de transplantation cardiaque. J'eus alors la chance de disposer de locaux appropriés, dotés d'un matériel ultramoderne, animés par un personnel jeune et dynamique et des assistants remarquables, outre Gérard Guiraudon, Iradj Gandjbakhch. Iradj, venu d'Iran, son pays natal, pour faire ses études de médecine à Paris, suivait très assidûment mon enseignement d'anatomie et venait souvent me poser des questions à la fin de mes cours. Il avait pris plus tard une place d'externe dans le service de mon maître Gaston Cordier qui l'avait affecté à la partie de son service dont j'étais responsable. Il avait ensuite été nommé interne puis assistant des Hôpitaux de Paris et accepta de venir dans mon service.

La nomination à la Pitié de René Kuss, pionnier des greffes de rein, à la tête du service d'urologie, et de son médecin néphrologue Marcel Legrain, nous aida dans notre entreprise. Nous effectuions des greffes régulièrement, mais en petit nombre et à vrai dire avec des résultats peu encourageants. Nous ne parvenions à sauver que deux ou trois greffés sur dix. Cependant, certaines survies obtenues par notre équipe pendant cette période furent assez longues, trois ans, cinq ans, huit ans, onze ans même pour l'un des greffés. Nous avions en permanence un petit groupe de huit à neuf greffés que nous surveillions régulièrement. Nous décidâmes que lorsque nous aurions dix malades survivants simultanément, nous ferions avec eux une petite fête. Mais chaque fois que nous greffions un dixième malade, un des survivants disparaissait. Le découragement commençait à gagner l'équipe.

Je décidai alors, en 1980, de retourner voir Norman Shumway dont les résultats étaient supérieurs à ceux de toute autre équipe avec 40 à 50 % de survie, du moins à court terme. Norman, qui poursuivait méthodiquement avec une incroyable ténacité son programme, avait confié, comme à son habitude, à l'un de ses résidents étrangers stagiaire, Philip Caves, un Écossais, le soin de découvrir un moyen de détecter précocement le rejet du cœur.

Philip Caves imagine et met au point une sorte de sonde flexible d'environ 2 mm de diamètre, que l'on peut introduire sous anesthésie locale le long de la grosse veine jugulaire interne dans la région du cou. En poussant la sonde dans la veine jugulaire, puis dans la veine cave qui lui fait suite, il parvient jusqu'au cœur où, à l'aide d'une petite mâchoire située à l'extrémité de la sonde, il prélève un minuscule fragment, gros comme une tête d'épingle, du muscle cardiaque. Placé sous le microscope, ce fragment de « biopsie endomyocardique » révèle si le muscle est normal ou s'il commence à présenter des altérations, en particulier une invasion des redoutables leucocytes, agents du rejet.

En dehors de cette biopsie dont Shumway m'a parlé, je ne note rien de spécial dans le traitement auquel il soumet ses greffés. Il utilise les mêmes médicaments que nous, corticoïdes, azathioprine (Immurel), et un nouveau produit introduit par Woodruff, un chirurgien écossais, vers les années 1963, le sérum antilymphocytaire. Ce médecin a eu en effet l'idée ingénieuse d'utiliser le rejet contre lui-même. La réaction du rejet signifie que l'organisme lutte contre un élément étranger, en l'éliminant grâce à ses globules blancs, à la fois par une action directe de ces globules qui attaquent les cellules du greffon au corps-à-corps, si l'on peut dire, et par la sécrétion de produits toxiques : les anticorps. Woodruff suppose alors qu'en introduisant par exemple dans le sang du cheval des globules blancs (leucocytes) humains, l'animal va réagir en les détruisant directement mais surtout en produisant des anticorps qu'il sera possible de récupérer dans son sang.

Effectivement, quelque temps après l'injection de ces leucocytes humains, Woodruff observe que le sang et le sérum du cheval ont la propriété de les détruire. C'est ainsi qu'est né le sérum antileucocytaire qui sera utilisé plus spécialement dans les graves crises de rejet.

Le traitement antirejet de Stanford ne présente donc rien de particulier, hormis un point qui m'apparaît à la lecture d'une feuille de médication où je déchiffre un nom totalement inconnu : ci-clo-spo-rine.

« Qu'est-ce ? demandè-je à Norman.

— C'est un nouveau médicament antirejet que nous essayons.

— Est-il efficace ?

— Il en a l'air ! »

Ces simples mots venant de Shumway signifient certainement quelque chose d'intéressant.

« D'ailleurs, ajoute-t-il, vous pourrez vous le procurer facilement car ce médicament est fabriqué tout près de chez vous, à Bâle, en Suisse, par les laboratoires Sandoz. »

Regagnant Paris, je prends immédiatement contact avec les laboratoires Sandoz. Mais sans succès. Le médicament est en expérimentation et pour les Suisses notre équipe n'offre pas suffisamment de garanties. Nous devons donc attendre. Je ne me décourage pas et grâce au soutien de Shumway, j'obtiens la ciclosporine un an plus tard, en 1981.

Dès les premières applications, les résultats paraissent surprenants. Nous avons enfin non seulement dix mais onze, douze, quatorze greffés vivant simultanément ; nos transplantés ne meurent plus. Nos résultats n'ont jamais été aussi bons. Stupéfait d'une telle efficacité, j'en préviens les laboratoires Sandoz et j'insiste pour que d'autres équipes qui, en France, ont repris les greffes, puissent bénéficier de ce médicament : Georges Dureau à Lyon, Vincent Dor à Nice ; bientôt leurs résultats confirment les nôtres. Sur ces entrefaites paraît le rapport de Shumway qui conclut : « La ciclosporine est un médicament antirejet dont l'efficacité est remarquable. »

Pourtant, les greffés cardiaques ont bien failli ne jamais pouvoir profiter de ce médicament que l'on peut qualifier de miraculeux. En effet il est né dans le centre de recherche des laboratoires Sandoz où, comme dans chaque firme pharmaceutique, on cherche sans cesse de nouveaux médicaments, de nouvelles « molécules ». Sandoz se procure les nouvelles substances en demandant à ses collaborateurs de rapporter de leurs promenades de vacances un échantillon de terre. Cet échantillon est à leur retour systématiquement analysé pour y déceler la présence de produits particuliers. C'est ainsi qu'en 1970, un vacancier du laboratoire dépose sur le bureau de Jean-François Borel, un jeune chercheur, quelques échantillons provenant du sol d'un marécage du Nord de la Norvège. Borel y découvre un champignon microscopique dont il extrait un produit. Il arrive à en reproduire la formule chimique qui comporte des cycles. Le produit ayant été trouvé dans les spores d'un champignon et étant caractérisé par une formule cyclique, Jean-François Borel le surnomme « ciclosporine ». Il pense d'abord que cette substance possède des propriétés antimicrobiennes et il en étudie l'action sur une série de souris porteuses d'infections cutanées. Mais le produit n'apparaît pas très efficace.

Cependant, un jour, une des souris qui lui est confiée a développé une infection cutanée due au rejet d'une greffe de peau. Borel s'aperçoit que si la ciclosporine est peu active sur l'infection, en revanche elle retarde le rejet de la greffe. Il soupçonne alors les effets antirejet du produit et l'essaie sur d'autres souris, porteuses de greffe. L'efficacité s'avère bien réelle. Mais l'extraction du produit est très coûteuse et, surtout, l'application pratique aux greffes, peu nombreuses à cette époque, en 1973, n'apparaît que peu profitable. Les greffes sont quasiment au point mort, à l'exception de celle du rein dont les résultats avec d'autres produits antirejet sont assez satisfaisants. Au conseil d'administration de Sandoz, la demande déposée par Borel d'une fabrication plus importante du produit est repoussée. Tout aurait donc pu s'arrêter là.

Heureusement, d'autres chercheurs à qui ont été remis des échantillons du produit semblent y découvrir une action contre le rhumatisme. Là, évidemment, le marché est beaucoup plus large. Sandoz continue alors à fabriquer de petites quantités de ciclosporine afin de poursuivre cette deuxième voie de recherche. Jean-François Borel en profite pour grappiller le plus possible du médicament et continuer ses expériences sur les greffes. Les résultats sont alors formels, la ciclosporine a un effet antirejet très important.

Mais le refus du conseil d'administration de Sandoz s'appuyait sur un autre argument : le produit n'était actif qu'en injection intraveineuse. Absorbé par le tube digestif, il ne passait pas la barrière de la paroi intestinale et n'entrait pas dans le sang mais se trouvait éliminé sans modification. L'injection intraveineuse du médicament, nécessaire plusieurs fois par jour pour un traitement efficace, ne semblait donc pas applicable. Alors, Jean-François Borel se préoccupa de rendre son produit facilement assimilable par la bouche. Il supposa que, mélangée à certains aliments qui passent facilement à travers la paroi intestinale, la ciclosporine pourrait être introduite par ce vecteur dans le sang. Il tenta ainsi des mélanges avec plusieurs substances et, un jour, après avoir absorbé de la ciclosporine mélangée à de l'huile d'olive, il eut la joie de retrouver le produit dans son sang, car, bien entendu, il pratiquait toutes ces expériences sur lui-même.

La ciclosporine reconnue comme un médicament anti-rejet très actif, très facilement absorbable par la bouche, rien ne s'oppose plus à son application humaine. Mais chez quels greffés peut-on l'essayer ?

Les transplanteurs de rein ne sont pas enthousiastes car, malheureusement, à forte dose la ciclosporine est toxique pour le rein. On pense alors aux greffes de cœur et à Shumway et c'est ainsi que j'ai découvert cet antirejet lors de ma visite à Stanford.

Néanmoins, l'utilisation de la ciclosporine chez nos transplantés de la Pitié fut l'objet, des le début, de certains ajustements du protocole de Norman Shumway. Norman, que l'on peut considérer comme le véritable père de la transplantation cardiaque, jugeait que le seul obstacle pouvant faire douter de la validité de la greffe était l'existence du rejet. Il faisait donc tout pour l'éviter et son traitement immunosuppresseur était très lourd, en particulier les doses de ciclosporine étaient importantes. Il en résultait certaines complications, en particulier une atteinte rénale que Shumway ne semblait pas observer chez ses transplantés. Pour nous, avoir des greffés en insuffisance rénale grave dans les suites opératoires nous parut rapidement rédhibitoire. Aussi, nous établîmes un protocole où le traitement classique, corticoïdes, azathioprine, sérum antilymphocytaire, était seul utilisé pendant les premiers jours après la greffe. La ciclosporine était introduite ensuite progressivement lorsque la fonction rénale, habituellement altérée chez les grands insuffisants cardiaques, était rétablie. Les modalités de ce traitement moins agressif et tout aussi efficace furent rapidement adoptées par tous les transplanteurs utilisateurs de la ciclosporine et devinrent connues sous le nom de « protocole de la Pitié ».

L'avènement de la ciclosporine n'a pas seulement entraîné un développement de la greffe cardiaque, il a autorisé la reprise de toutes les autres greffes, poumons, foie, pancréas, intestin, entreprises elles aussi en 1968 dans l'enthousiasme, mais elles aussi abandonnées en raison de leurs résultats rapidement désastreux. Dans toutes ces greffes, la ciclosporine donna des résultats remarquables.

Dans notre service à la Pitié, 1 650 greffes cardiaques ont été effectuées depuis 1968, sur 8 499 en France par 23 équipes ; 317 greffes ont été faites en 2004. Malheureusement, cette même année, faute d'un nombre suffisant de greffons, 277 malades n'ont pu être transplantés et 87 sont décédés. Actuellement, 3 794 personnes vivent en France avec un cœur greffé. La survie est en moyenne de 72 % à 1 an, de 60 % à 5 ans et de 40 % à 10 ans.

Dans le monde, 76 000 greffes de cœur ont été faites depuis la première en 1967. Elles ont été répertoriées dans 23 pays et 214 centres, dont 138 aux États-Unis, 62 en Europe, 5 en Amérique du Sud, 6 en Australie-Nouvelle Zélande, 3 en Asie. La survie de ces greffés est en moyenne de 75 % à 1 an, 62 % à 5 ans, 45 % à 10 ans et 20 % à 20 ans. Cette survie moyenne est très légèrement supérieure à celle observée en France car, dans notre pays, toutes les greffes sont répertoriées alors que le registre mondial ne reçoit que les chiffres des meilleurs centres.

La récupération fonctionnelle de ces greffés est telle qu'elle leur permet une réinsertion normale, familiale, sociale, professionnelle et même sportive pour quelques-uns. Reste que le traitement antirejet entraîne par lui-même un certain nombre de complications. Outre l'insuffisance rénale, une moindre défense contre les infections, une légère augmentation de la fréquence des cancers, de la peau en particulier, et quelques cas de diabète et d'hypertension artérielle. Complications qui existent aussi avec les nouveaux immunosuppresseurs qui complètent maintenant l'arsenal thérapeutique sans être nettement supérieurs à la ciclosporine mais peuvent y suppléer quand elle se révèle peu efficace ou trop dangereuse.

De plus, le traitement immunosuppresseur quel qu'il soit, s'il maîtrise presque tous les rejets aigus, ne peut empêcher une lente détérioration du greffon. En particulier, la survenue d'altérations artérielles semblables à celles de l'athérome des personnes âgées et qu'on appelle, faute de mieux, le « rejet chronique ».

De nombreuses recherches sont conduites pour obtenir une certaine tolérance du greffon par le receveur, qui éviterait le développement de ce rejet chronique et en même temps l'obligation et donc les inconvénients du traitement immuno-suppresseur. Un espoir a été apporté par l'observation d'anciens greffés du rein (vingt ou trente ans après la greffe) dont le traitement immunosuppresseur entraînait des compli-cations si graves qu'elles menaçaient leur vie même. Dans ces cas, le traitement antirejet a donc été supprimé. Mais alors qu'on s'attendait à un rejet du rein et à la nécessité de recourir à nouveau au rein artificiel chez ces malades, aucun rejet ne s'est manifesté, le rein est resté parfaitement toléré. Cette tolé-rance est due vraisemblablement à un « chimérisme », c'est-à-dire la colonisation de l'organisme du receveur par certaines cellules du greffon induisant ainsi une double identité immu-nitaire. Cette intégration réussie du greffon ouvre une voie prometteuse bien qu'elle n'ait pas encore révélé tous ses secrets, en particulier la possibilité de l'induire tôt et chez tous les transplantés.

En réalité, malgré tous ces problèmes, le principal obstacle à l'extension des transplantations du cœur comme de tous les organes est le manque de greffons. Nous en reparlerons.

Mais à la Pitié, il restait un nouveau défi à relever : la greffe combinée du cœur et des deux poumons.

Chapitre 3

LA PREMIÈRE GREFFE CŒUR-POUMONS EN EUROPE

« Vous l'avez faite ! »

Un certain matin de mars 1981, alors que j'arrive chez Norman Shumway, celui-ci m'apparaît assez fatigué. Lorsque je lui en demande la raison, il me conduit dans son unité de réanimation postopératoire, devant la porte vitrée d'une chambre où repose paisiblement une malade opérée tout récemment. Sur la table transparente devant la chambre est posée la dernière radiographie pulmonaire de la malade. « Regardez bien, Chris, me dit Norman. Sur cette radio, en dehors des os, rien n'appartient à la malade. »

« Vous l'avez fait ? lui dis-je.

— Oui, cette nuit.

« — Et pourquoi ne pas m'avoir appelé ? Vous saviez que j'étais déjà arrivé à Stanford hier soir !

— Il y avait déjà suffisamment de monde dans la salle d'opération pour observer notre première greffe cœur-poumons. D'ailleurs, me dit Shumway avec sa modestie habituelle et le perpétuel désir de mettre en avant ses élèves, ce n'est pas moi qui ai fait cette opération. J'ai seulement aidé Bruce Reitz. »

Je reste interdit.

Pour comprendre mon étonnement de cette réussite spectaculaire, la malade étant sortie guérie un mois après sa greffe, il faut connaître la longueur du chemin parcouru. Ce sont déjà Lower et Shumway qui, en 1961, après avoir mis au point la greffe du cœur l'année précédente, soupçonnent qu'elle sera inefficace dans les cas de lésions conjointes du cœur et des poumons. Cela se rencontre, par exemple, au cours de l'évolution tardive des communications anormales entre les oreillettes ou les ventricules. Les pressions dans les cavités cardiaques gauches étant supérieures à celles des cavités droites, ces communications anormales livrent passage à un flux important de sang venant de la partie gauche du cœur vers l'oreillette droite ou le ventricule droit. Cet afflux sanguin s'ajoute au débit normal du ventricule droit, habituellement quatre à cinq litres par minute, pour le doubler ou même le tripler. Un tel débit sanguin anormal dans les artères et les artérioles pulmonaires finit par entraîner des altérations de ces artérioles qui se rétrécissent, entravant l'écoulement du sang à leur intérieur. Pour pousser le sang dans les poumons, le ventricule droit est alors obligé d'augmenter sa pression et son travail. Il finit par fléchir et entrer dans une défaillance irréversible nécessitant un double remplacement non seulement des poumons définitivement altérés mais aussi du cœur. À l'opposé, les lésions pulmonaires peuvent précéder les lésions cardiaques. Ainsi, certaines personnes présentent des altérations premières des artérioles pulmonaires, des rétrécissements d'origine encore indéterminée qui entraînent une augmentation de pression dans l'artère pulmonaire. Cette hypertension artérielle pulmonaire primitive surcharge à son tour le ventricule droit et entraîne comme dans les affections précédemment décrites une défaillance irréversible de ce ventricule, obligeant là encore au remplacement simultané du cœur et des deux poumons.

Ainsi, dès 1961, Lower et Shumway publient la technique opératoire de cette greffe. On pourrait s'imaginer que greffer trois organes, le cœur et les deux poumons, nécessite des raccordements nombreux et délicats. Mais là encore le génie simplificateur de Shumway fit merveille. Dans ses expériences sur le chien, il décide de prélever chez le donneur les trois organes en bloc, sans dissocier le cœur des deux poumons. Chez le chien transplanté, il enlève de même en bloc le cœur et les poumons malades, ne laissant dans le thorax évidé de l'animal que l'extrémité inférieure de sa trachée qu'il raccorde à la trachée du greffon cœur-poumons, la partie de son oreillette droite où arrivent les veines caves amenant tout son sang au cœur, partie qu'il relie à l'oreillette droite ouverte du greffon, et enfin son aorte laissée elle aussi en place dans le thorax et qu'il raccorde à l'origine de l'aorte sortant du cœur du greffon. Ainsi sont rétablis dans l'organisme du receveur les deux

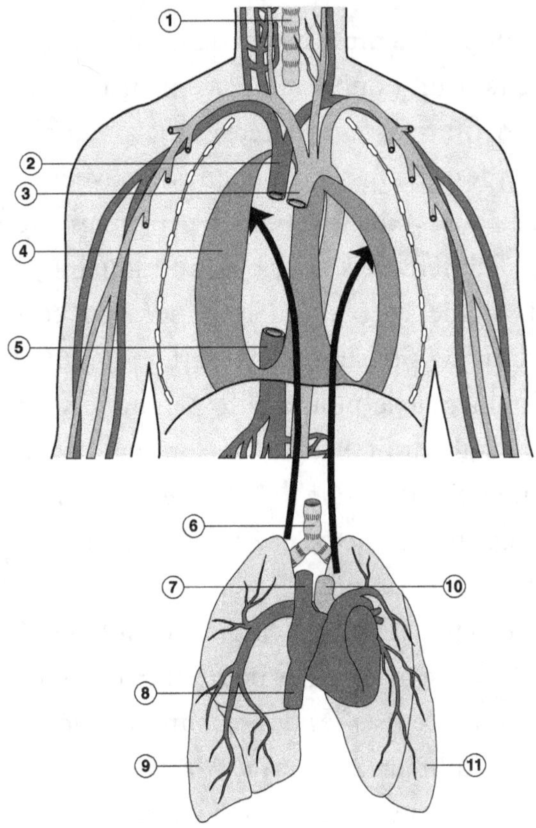

Figure 5 : Greffe cœur-poumons

En haut le thorax de l'opéré après ablation des organes malades cœur et poumons avec les 2 fentes dans la cavité péricardique pour passer les poumons du greffon

1 *Trachée de l'opéré*   4 *Cavité péricardique*
2 *Veine cave supérieure*   5 *Veine cave inférieure*
3 *Aorte*

En bas le greffon

6 *Trachée du greffon*   9 *Poumon droit*
7 *Veine cave supérieure*   10 *Aorte*
8 *Veine cave inférieure*   11 *Poumon gauche*

(Variante : raccord séparé des 2 veines caves)

circuits : respiratoire par le raccordement trachéal et circulatoire par les branchements des vaisseaux à l'entrée et à la sortie du cœur du greffon, et ceci par trois sutures seulement.

Le résultat est un succès technique, mais les chiens opérés ne vivent que quelques heures. En effet, chez le chien, les nerfs du poumon sont indispensables à la succession régulière des mouvements respiratoires. Ces nerfs sensitifs situés dans les poumons conduisent au cerveau les informations concernant l'état de gonflement ou de déflation de ces organes. Ce qui permet au cerveau de commander par l'intermédiaire des nerfs moteurs tout différents des nerfs sensitifs venus des poumons, les mouvements appropriés des muscles respiratoires, le diaphragme et les muscles extérieurs de la cage thoracique. Il y a ainsi chez ces animaux un véritable arc réflexe sensitif et moteur qui est interrompu par la section des nerfs sensitifs des poumons lors de leur prélèvement pour la greffe. Il en résulte un blocage de la mécanique respiratoire.

Chez les primates, le singe et l'homme, contrairement à ce qui se passe chez le chien, les mouvements respiratoires peuvent continuer normalement après la section des nerfs sensitifs du poumon. Ces mouvements respiratoires sont en effet commandés par d'autres mécanismes tels que le taux de l'oxygène dans le sang. C'est ce qui incita Denton Cooley, virtuose de la chirurgie cardiaque, à tenter en 1968 la première greffe cœur-poumons chez une enfant qui succomba, hélas ! quelques heures après l'intervention. Cet échec ne découragea pas Walton Lillehei qui, à son tour, greffa l'année suivante un bloc cœur-poumons assurant à sa malade une survie de plus d'une semaine. Deux ans plus tard, en 1971, Chris Barnard lui aussi effectua cette greffe chez un jeune homme qui ne survécut que trois semaines. Après ces trois échecs, la greffe cœur-poumons en resta là jusqu'à la magnifique réussite de Shumway et Reitz.

Bruce Reitz était alors résident de Shumway depuis trois ans. Il avait participé dès le début aux essais de la ciclosporine dont Shumway avait montré la grande efficacité dans les greffes de cœur. Bruce décida alors d'utiliser la ciclosporine dans un nouveau programme de transplantation cœur-poumons chez l'animal. Il aborda le problème avec trois idées originales, comme il me le confia lors de mon séjour à Stanford.

« Vous savez, Chris, me dit-il, les difficultés techniques des greffes cœur-poumons pratiquées selon la méthode de Shumway résident surtout dans l'une des trois sutures nécessaires. Non pas celle de l'aorte ou de l'oreillette droite, effectuées sur des tissus souples, solides, mais celle de la trachée, conduit à paroi rigide, très mince, fragile, difficile à coudre et de plus, en ce qui concerne la trachée du greffon, très mal irriguée et très mal nourrie. En effet, la partie basse de la trachée du greffon où porte la suture est normalement vascularisée par les artères bronchiques, petites artères de 1 ou 2 mm de diamètre. Ces artères nourricières du poumon ne naissent pas comme les artères nourricières du cœur, les artères coronaires, de la partie toute initiale de l'aorte que l'on conserve avec le greffon cardiaque. Elles se détachent de l'aorte 15 à 20 cm plus loin dans une zone qui n'est pas prélevée avec le greffon cardio-pulmonaire. Pour prélever les poumons, on sectionne donc ces artères bronchiques sans les réimplanter sur l'aorte du

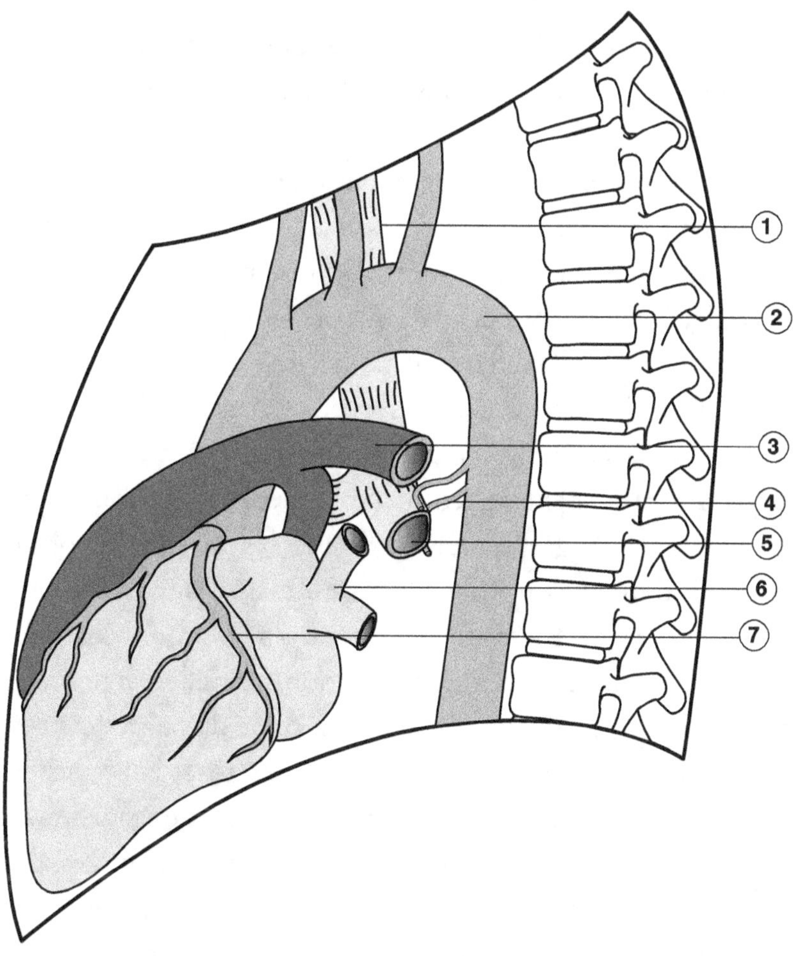

Figure 6 : Vue latérale gauche du thorax après ablation du poumon gauche montrant que les artères bronchiques sont coupées et ne peuvent nourrir le greffon que l'on mettra en place et raccordera aux conduits correspondants de l'opéré

1 Trachée
2 Aorte et ses branches
3 Section de la branche gauche de l'artère pulmonaire
4 Artères bronchiques

5 Section de la bronche gauche
6 Section des veines pulmonaires gauches
7 Branche de l'artère coronaire gauche

receveur car leur calibre est trop petit pour permettre leur raccordement. La trachée ainsi mal nourrie est menacée de nécrose.

« Toutes ces conditions expliquent que les sutures trachéales au cours des tentatives précédentes aient très mal cicatrisé, se soient désunies, entraînant des infections mortelles.

« Étudiant sur des pièces anatomiques les rapports du cœur et de la trachée, je m'aperçus que les artères nourricières du cœur du greffon, les artères coronaires, émettaient de fines ramifications à travers les tissus reliant cœur et trachée, ramifications qui atteignent la terminaison des artères bronchiques restées dans le greffon et perfusent ces artères à contre-courant, d'une façon indirecte certes, mais d'une façon suffisante. La partie basse de la trachée du greffon peut donc conserver, grâce au cœur, son irrigation artérielle. La première innovation fut donc de conserver au cours de la greffe cœur-poumons le maximum de tissu entre le cœur et la trachée du greffon afin de préserver l'irrigation et la nutrition trachéale.

« La deuxième modification qui m'apparut nécessaire, continua-t-il, fut de supprimer la cortisone dans le traitement antirejet des premiers jours après la greffe. La cortisone, vous le savez, a une action retardatrice considérable sur la cicatrisation. L'emploi de la ciclosporine rendait superflue l'utilisation de la cortisone et par conséquent la cicatrisation trachéale pouvait se réaliser dans de bien meilleures conditions.

« Enfin, au lieu d'effectuer des greffes sur le chien dont les mécanismes respiratoires sont gravement perturbés par la section des nerfs du poumon, je les ai pratiquées sur le singe qui, comme l'homme, peut respirer normalement même si ses nerfs pulmonaires sont coupés. J'ai choisi pour cela des cynomologus. Ce sont de petits singes très gentils, très faciles à élever et à suivre ; ils sont si petits que leur cœur avec leurs poumons tiennent dans le creux de la main. »

Grâce à ces améliorations, le programme expérimental de Bruce fut une parfaite réussite, permettant une survie de plus de deux ans des singes greffés. Shumway décida cette fois de ne plus se laisser souffler par un autre le bénéfice de ses travaux, comme cela s'était produit pour la greffe du cœur en 1967. Il entreprit donc sa première tentative le 6 mars 1981, et c'est ainsi que j'ai eu la chance de voir sa première transplantée cardio-pulmonaire dont la convalescence fut remarquablement simple. Reitz et Shumway pratiquèrent alors dans les mois suivants trois autres greffes qui furent également trois succès.

Impressionné par les suites remarquables de la première greffe de Shumway, je rentre à la Pitié décidé à tenter avec notre équipe la première greffe cœur-poumons en Europe. Mais il nous faudra attendre un an pour avoir la possibilité de la réaliser en mars 1982.

En effet, quelques mois plus tôt, monsieur Labbé, un cultivateur de 50 ans, a été amené dans le service en état de défaillance cardiaque terminale. Il avait été opéré dans un autre hôpital un an plus tôt d'une lésion de la valve mitrale qui avait nécessité son remplacement par une prothèse. Il présentait de plus une communication entre les deux oreillettes et ces lésions avaient entraîné au fil des années un encombrement sanguin des poumons, source de dégâts irréversibles de ces organes. Il apparaissait évident que seule une transplantation cœur-poumons serait efficace. Monsieur Labbé, averti de cette proposition et consentant, fut préparé en conséquence.

Dans la matinée du 1er mars 1982, je suis informé par le service de réanimation de notre pavillon du décès, à la suite d'un anévrisme intracérébral rompu, d'un homme de 38 ans dont la famille déclare qu'il a fait don de ses organes. Les examens pratiqués éliminent toute infection transmissible et confirment que le cœur ainsi que les poumons ont conservé une fonction normale. Leur prélèvement et donc la greffe deviennent possibles. Je préviens immédiatement monsieur Labbé dont l'état s'aggrave de jour en jour. Il commençait à désespérer de recevoir un greffon et accueille la nouvelle avec un immense soulagement et une absolue confiance dans la réussite.

Nous avons longuement réfléchi, mon assistant Iradj Gandjbakhch et moi, à tous les détails de l'intervention. Le donneur se trouve à la Pitié-Salpêtrière, le prélèvement pourra donc être fait dans la salle d'opération voisine de celle où se fera opérer monsieur Labbé. Pendant qu'Iradj procédera au prélèvement en bloc du cœur et des poumons, je débuterai l'intervention sur monsieur Labbé. Intervention longue et délicate, à cause de l'opération qu'il a déjà subie et qui a créé des adhérences du cœur et des poumons avec la paroi du thorax. Pour cette raison et pour avoir le meilleur accès possible, nous choisissons d'orienter l'incision non pas verticalement à travers le sternum, comme dans les interventions cardiaques habituelles, mais horizontalement en passant de chaque côté entre la quatrième et la cinquième côte. Ainsi, la mise en place de la circulation extracorporelle et la libération du cœur deviennent relativement aisées. Mais la libération des poumons se révèle beaucoup plus difficile. Ces poumons malades ont créé des adhérences serrées et très vascularisées avec les côtes. Le décollement de ces adhérences et l'arrêt des hémorragies qu'il entraîne seront longs et minutieux. Enfin, le cœur et les poumons malades sont enlevés.

Je suis impressionné par le spectacle de cette cage thoracique entièrement vide à l'exception des deux veines caves, l'une venant du haut, l'autre du bas, réunies par une collerette d'oreillette droite, de la trachée et de l'aorte, cachant en arrière l'œsophage laissé intact. À ce moment, Iradj arrive avec le greffon cœur-poumons du donneur, la proximité des deux salles d'opération ayant permis une parfaite synchronisation des deux interventions.

Je confie à Iradj le minutieux travail des anastomoses qu'il exécute parfaitement au niveau de la trachée d'abord, de l'oreillette droite ensuite, de l'aorte enfin. La ventilation des poumons greffés est reprise et ces organes, jusqu'alors inertes et affaissés, retrouvent leur volume et leurs mouvements.

La pince (le clamp) qui obstrue l'aorte est enlevée et le cœur greffé, à nouveau irrigué, se remet à battre spontanément. Comme lors de notre première greffe cardiaque, quatorze ans auparavant, ce moment est pour nous tous d'une intense émotion.

L'intervention n'est pas totalement terminée, le contrôle des saignements (complications fréquentes de ce genre d'interventions) nous demande encore, à Iradj et à moi, de longues heures de travail. Finalement, le dernier point de suture cutanée achevée Monsieur Labbé est ramené dans sa chambre.

Les deux jours suivant l'opération se déroulent sans problème majeur. Le troisième jour apparaissent sur les radiographies des opacités pulmonaires de plus en plus nombreuses et étendues, en même temps que la fonction respiratoire se dégrade.

Inquiet, je téléphone à Shumway et lui expose mon souci.

« Ce n'est rien, me dit-il, avec sa bonne humeur habituelle. C'est un œdème pulmonaire assez courant.

— Mais que dois-je faire ?

— Continuez la ventilation artificielle et réduisez les apports liquides en diminuant les perfusions. Tout rentrera dans l'ordre. »

Tout rentre effectivement dans l'ordre. Mais après de longues journées d'angoisse, monsieur Labbé, fragilisé par cet œdème, développe une infection pulmonaire. Le poumon est en effet particulièrement sensible à l'infection car il est, comme la peau, en contact permanent avec les microbes de l'air. De plus, le moindre dysfonctionnement du poumon après la greffe le rend encore plus vulnérable.

Nous parvenons néanmoins à résoudre ce problème. Le troisième obstacle que nous avons à surmonter chez monsieur Labbé, après l'œdème et l'infection, c'est le rejet. Le poumon se révèle à cet égard beaucoup plus sensible que les autres organes. En revanche, curieusement, le rejet cardiaque est moins fréquent que dans les greffes de cœur isolées ; cela se vérifie par la suite chez les autres greffés cœur-poumons. Monsieur Labbé fait son premier rejet à la fin du premier mois postopératoire. Les signes en sont bruyants : gêne respiratoire importante et apparition d'images floconneuses sur les radios pulmonaires.

Le traitement antirejet en vient à bout. Mais ces poumons fragilisés sont un terrain propice au développement d'un redoutable virus que nous allons avoir à combattre dans ces greffes : le cytomégalovirus. Les virus, contrairement aux autres germes infectieux, ne sont pas détruits par l'organisme infecté. Ils sont isolés, enkystés dans les relais nerveux des organes qu'ils ont attaqués. C'est pourquoi, à la suite d'une baisse des défenses de l'organisme, ils peuvent retrouver leur virulence et déclencher à nouveau des manifestations infectieuses. Il en est ainsi par exemple du virus de l'herpès qui donne lieu souvent à des récidives éruptives. Le cytomégalovirus est un de ces hôtes habituels de notre corps. Après la cinquantaine, les deux tiers d'entre nous l'ont rencontré. Il a donné lieu parfois à des affections reconnues, fièvre avec augmentation des globules blancs (monocytose), infections pulmonaires, digestives, hépatiques. Mais bien souvent, rien n'a signalé son arrivée. Néanmoins le virus reste présent, tapi, enkysté dans certains organes. Ainsi peut-il être transmis par le greffon venant d'un donneur porteur de cette infection préalable et méconnue. C'est pourquoi, actuellement, on recherche très minutieusement la présence de ce virus chez tout donneur potentiel, présence traduite par une séropositivité, c'est-à-dire l'existence d'anticorps dans son sérum. On évite de cette façon la transplantation d'un greffon infecté à un receveur qui n'a jamais rencontré le cytomégalovirus et par conséquent jamais fabriqué d'anticorps, ce qui le rend d'autant plus sensible à son attaque, dans ces cas redoutable et cause de graves lésions rénales, digestives, neurologiques (encéphalites, rétinites). Cependant, même si le receveur a déjà rencontré le cytomégalovirus et présente des anticorps contre lui, l'effet du traitement antirejet contribue à rendre ce receveur plus vulnérable à son propre cytomégalovirus ou à celui apporté par un greffon infecté. C'est dire le danger que représente ce redoutable agent infectieux qui emporte monsieur Labbé un peu plus de trois mois après sa transplantation.

La déception est grande dans notre équipe, mais comme pour la greffe du cœur, nous décidons de poursuivre. La seconde greffe que nous pratiquons quelques semaines plus tard est un succès, bien que nous ayons dû affronter une autre complication : le rejet tardif des poumons transplantés.

À l'opposé de l'accès aigu, le rejet tardif est très insidieux. Peu de gêne respiratoire et une apparence normale des poumons à la radio. Seuls des tests respiratoires (qui se pratiquent en faisant souffler le patient dans des appareils de mesure) peuvent en détecter, et assez tardivement, la survenue. Il nous manque à cette époque un procédé fiable permettant de reconnaître précocement ce rejet comme dans les greffes de cœur et, par conséquent, de pouvoir le traiter et le juguler rapidement.

J'apprends alors qu'un jeune résident anglais, John Wallwork, en formation chez Shumway, a mis au point un procédé très fiable de reconnaissance précoce du rejet : la biopsie endobronchique. À l'instar de la biopsie cardiaque, celle-ci consiste à introduire par la bouche, la trachée et les bronches, un fibroscope, sonde munie d'une optique et d'une lumière froide, permettant de guider une autre sonde munie à son extrémité d'une petite mâchoire. Cette seconde sonde est poussée dans une bronche du plus petit calibre possible. En ouvrant puis en fermant la mâchoire, on peut prélever un petit fragment de paroi bronchique et de tissu pulmonaire adjacent. La lecture au microscope de ce fragment montre, en cas de rejet, la présence massive de globules blancs.

Pratiquées à intervalles réguliers après la greffe, les biopsies pulmonaires deviennent un élément déterminant de la réussite des greffes cœur-poumons qui prennent alors un essor important.

À la Pitié, nos résultats de plus en plus satisfaisants de cette greffe sur les huit personnes que nous avons transplantées vont en faire le procédé de choix, non seulement pour les maladies combinées et incurables pulmonaires et cardiaques, mais aussi pour les lésions pulmonaires isolées sans atteinte cardiaque, puisque la greffe cœur-poumons est devenue une technique sûre. Ce qui n'était pas le cas à l'époque de la greffe isolée du poumon car, dans cette dernière opération, on ne réimplantait pas les artères bronchiques. La nutrition de la bronche du greffon n'était donc pas assurée par les communications avec les artères coronaires comme dans les greffes cœur-poumons. La suture bronchique demeurait plus précaire et les échecs plus fréquents que dans la greffe combinée cardio-pulmonaire.

Cependant, sacrifier un cœur sain pour remplacer seulement des poumons malades n'est pas rationnel. C'est pourquoi je suis heureux de recevoir, un an plus tard, un mot de Bruce Reitz m'annonçant qu'il a imaginé et réussi à utiliser un cœur sain ôté avec les poumons malades d'un patient atteint de fibrose pulmonaire, receveur en même temps d'une greffe cœur-poumons. Avec ce cœur, il a effectué une greffe cardiaque chez une autre personne en attente. Ainsi, à la suite de cette opération que Reitz appelle « opération domino », son malade a pu être à la fois receveur d'une greffe cœur-poumons et donneur de son propre cœur. Ce fut aussi la première fois qu'un être humain a pu donner un cœur de son vivant sans pour cela en perdre la vie. Quelque temps plus tard, nous eûmes à notre tour l'occasion d'utiliser cette nouvelle technique.

Mais une autre aventure nous attendait. L'un de mes amis, pneumologue, m'amène un lundi à ma consultation le dossier d'un jeune enfant atteint de mucoviscidose.

« J'ai déjà entendu parler de cette maladie, lui dis-je. Mais je n'en sais pas assez. Peux-tu m'expliquer de quoi il s'agit ?

— La mucoviscidose, me dit-il, est due au fait que le mucus bronchique, d'ordinaire fluide et qui humecte seulement très légèrement la paroi de la trachée et des bronches, devient extrêmement épais, gommeux, collant. Il obstrue les petites bronches et derrière ces bouchons bronchiques, les microbes des voies respiratoires se développent plus facilement, transformant ainsi progressivement les poumons en éponges de pus et entraînant à terme la mort des enfants, souvent avant 12 ou 15 ans, dans un tableau d'infections, d'insuffisance respiratoire et de dénutrition tout à la fois, les petits malades n'ayant plus la force de s'alimenter. Le seul traitement, à ce stade d'infection pulmonaire gravissime, consisterait à enlever les poumons et à les remplacer par une greffe.

– Mais c'est tout à fait impossible ! dis-je. Tu sais qu'après la greffe, un des grands dangers est l'infection sur le greffon, le traitement antirejet diminuant les défenses de l'organisme contre les microbes. Il est vraiment déraisonnable d'envisager une opération sur des enfants aussi infectés qui vont d'emblée contaminer les greffons.

– Eh bien ! C'est peut-être impossible, mais cela a été déjà fait et avec succès à Pittsburgh.

– Cela m'étonne ! m'exclamai-je. À Pittsburgh, cela n'a pu être fait que par mon ami Bartley Griffith qui m'aurait tenu au courant.

– Écris-lui, tu verras ! »

Sitôt dit, sitôt fait et deux semaines plus tard me parvient la réponse de Bartley.

« Oui, mon cher Chris, nous avons pratiqué une greffe cœur-poumons pour mucoviscidose en nous fondant sur le fait qu'en enlevant les poumons, on enlève également tout le foyer infectieux et qu'ainsi cette infection ne peut récidiver. La greffe a réussi. »

L'initiative de Bartley Griffith nous stimule. Si bien qu'avec l'aide de deux pédiatres parisiens, Jean Navarro et Gérard Lenoir, nous entreprenons un programme de greffe cœur-poumons pour les enfants les plus sévèrement atteints. Nous avons alors la joie de voir, parmi d'autres, une enfant greffée à l'âge de 8 ans en parfaite santé plusieurs années après la greffe.

Ainsi, bien que quelques années plus tard, Joël Cooper au Canada et Louis Couraud à Bordeaux réussissent à greffer séparément les deux poumons en reportant la suture sur les bronches mieux irriguées ou en réimplantant les petites artères bronchiques, la greffe cœur-poumons reste encore souvent pratiquée dans la mucoviscidose. Sa technique opératoire garantit la bonne vascularisation de la trachée et la sécurité de sa suture. De plus, elle minimise les risques d'infecter les poumons sains du greffon. La transplantation isolée des deux poumons, en effet, s'effectue sans circulation extracorporelle, ce qui constitue une simplification et un avantage, mais puisque l'oxygénation du sang n'est plus assurée par l'appareil pompe oxygénateur, elle oblige, pour le maintien de la respiration, au remplacement successif de chaque poumon. D'abord du poumon le plus atteint pendant que l'autre poumon moins malade assure imparfaitement mais momentanément les échanges respiratoires. Ce poumon moins atteint est ensuite enlevé pendant que le greffon qui vient d'être mis en place assure à son tour l'oxygénation de l'opéré. Mais avant que ce poumon malade soit ôté, ses sécrétions purulentes risquent, malgré toutes les précautions, de contaminer le poumon sain précédemment greffé. Ceci explique la faveur persistante de la greffe cœur-poumons dans ces lésions pulmonaires isolées, d'autant que, grâce à la technique « domino », le cœur sain du receveur peut servir à une greffe cardiaque chez un autre malade en attente.

On peut remarquer à ce sujet que la greffe peut avoir des conséquences inattendues et mettre en valeur un traitement substitutif. C'est en particulier le cas dans cette maladie. Avant la greffe, la situation de ces enfants paraissait désespérée, aucun traitement ne pouvait les sauver et les médecins comme les familles se résignaient à l'inéluctable. La greffe, en apportant un espoir de survie, a imposé de préparer ces enfants au mieux pour l'intervention, donc à intensifier dans la période pré-opératoire tous les traitements : un traitement anti-infectieux maximum pour stériliser au mieux les lésions, une nutrition intensive, au besoin en introduisant par la bouche un tube jusque dans l'estomac. Enfin, en valorisant la gymnastique respiratoire, la toux, l'évacuation des sécrétions bronchiques si épaisses. Le résultat fut que de nombreux enfants promis à la greffe se trouvèrent tellement améliorés que l'indication opératoire fut repoussée. Actuellement, grâce à ce renouveau thérapeutique et à la greffe, nombre de ces enfants atteignent l'âge adulte en menant une vie normale.

Mais si, dans la greffe de cœur et de cœur-poumons, les problèmes de technique opératoire et de maîtrise du rejet ont pu être en grande partie résolus, reste toujours la difficile obtention du greffon. Nous avons mentionné les conditions scientifiques et légales de cette obtention : personne décédée en mort cérébrale confirmée par deux médecins, absence d'affection transmissible, vérification du bon fonctionnement des organes à prélever, et enfin autorisation.

Cet important problème de l'autorisation fut réglementé par la proposition de loi du sénateur Caillavet adoptée, dit-on, à l'unanimité par le parlement. Cette loi statuait que, dans le cas d'un mineur, le prélèvement d'organes devait recueillir l'accord écrit des deux parents. Pour un majeur, le sénateur Caillavet, grand humaniste, considérant que tous les Français étaient généreux, les déclara par principe tous donneurs potentiels.

« Mais, lui fit-on remarquer, si certains ne désirent pas donner ?

– Ah ! admit-il, nous sommes en République, donc chacun est libre de ses choix. »

Aussi, ceux qui ne veulent pas être donneurs ont le droit de refuser. Mais ils doivent le faire savoir, sinon c'est qu'ils sont d'accord, selon l'adage populaire « qui ne dit mot consent ».

C'est le consentement présumé qui fit d'ailleurs couler beaucoup d'encre et de salive.

« Mais, monsieur le Sénateur, insista-t-on, bien entendu nul n'est censé ignorer la loi, mais nombre de nos concitoyens ne la connaissent pas et ne pensent pas à exprimer leur vœu à ce sujet. On ne peut donc pas brutalement déclarer à la famille du défunt que, puisque de son vivant ce dernier ne s'est pas opposé au don, on est autorisé à prélever ses organes.

– Eh bien ! dans ce cas, trancha le sénateur, on devra solliciter non pas l'autorisation, mais le témoignage de la famille sur un éventuel refus du défunt dont elle aurait connaissance. »

Ce sont les termes mêmes de la loi de Bioéthique à une variante près, à savoir la possibilité pour chacun de s'inscrire s'il le veut sur un registre national des refus qui doit être obligatoirement consulté avant tout prélèvement d'organes.

Demander le témoignage à la famille ! Mais ce témoignage, qu'il est douloureux à solliciter ! La mort de l'être cher que cette famille pleure a été brutale, imprévue, dramatique, elle est survenue en pleine santé. Pour le réanimateur qui a la charge de cette demande, il est bien difficile dans ces moments si pénibles de parler à la famille du don d'organes dont le plus souvent elle n'a jamais eu connaissance. De plus, l'aspect de cette mort est si inhabituel ; car ce n'est pas à la morgue, devant un cadavre froid, inerte, livide que l'on va amener cette famille. Mais en salle de réanimation, devant leur parent qui semble dormir, qui paraît respirer car les mouvements du thorax sont assurés par le respirateur mécanique, qui est chaud, rose, car le sang circule et le cœur bat. Comment devant une telle apparence de vie cette famille peut-elle croire à la mort ? Aussi, lorsque, avec toutes les précautions et la délicatesse désirables, la question de l'existence éventuelle d'un refus du défunt au don d'organes est posée, un tiers des familles invoque un « non » ; « non » qui exprime le plus souvent, plus qu'un refus du don, un refus de cette mort inacceptable.

Mais un tel refus d'un tiers des familles explique que, sur les 10 000 malades en attente de greffe de différents organes chaque année en France, à peine la moitié peuvent être transplantés et près de 400 meurent tous les ans faute de greffons. Et ce, en raison du manque d'information du public sur le sérieux de ce prélèvement, le respect de l'aspect extérieur du donneur rendu à sa famille, et malgré les campagnes en faveur du don et les incitations à la prise d'une carte de donneur d'organes, seule façon pratique pour chacun de faire connaître son acceptation.

Pourrait-on avoir recours alors à d'autres sources de greffon ? Les xénogreffes, c'est-à-dire l'utilisation des organes d'animaux, en particulier du porc, animal le plus adapté à ce but, se heurtent moins au problème du rejet suraigu dans ce cas, qui est pratiquement résolu, qu'à la transmission possible d'infections gravissimes de l'animal à l'homme comme l'a montré l'épidémie d'encéphalite spongiforme de la vache folle et comme le fait craindre actuellement la grippe aviaire.

La culture de cellules-souches apportera peut-être la solution, mais dans un avenir qui ne paraît pas proche.

Reste la fabrication d'organes artificiels. Ceux-ci sont malheureusement difficiles à envisager pour le foie, le rein ou même le poumon qui sont le siège de phénomènes physico-chimiques complexes. Par contre, le cœur est un organe à fonction presque totalement mécanique, c'est une pompe que les ingénieurs peuvent imiter et qu'ils construisent. L'utilisation de ces cœurs artificiels fut pour notre équipe une expérience singulière.

Chapitre 4

L'IMPLANTATION
DES CŒURS ARTIFICIELS À LA PITIÉ

Un soir de mai 1984, on frappe à la porte de mon bureau. C'est un homme âgé qui vient me dire sa reconnaissance pour tout ce que nous avons tenté afin de sauver son épouse entrée dans le service dans un état dramatique.

« Docteur, merci. Pour mon épouse, vous avez fait le ballon d'oxygène (il voulait dire une petite sonde pneumatique que l'on montait dans l'aorte pour assister les battements cardiaques), des électrochocs (il parlait des multiples tentatives de défibrillation électrique du cœur qui à plusieurs reprises s'était arrêté de battre), la respiration artificielle (nous l'avions branchée sur un respirateur). Mais pourquoi ne lui avez-vous pas fait le cœur artificiel ? »

Je reste pantois.

« C'est vrai, pourquoi ? »

Tout simplement parce que nous n'avons pas de cœur artificiel comme je l'avoue à cet homme.

« Bah ! Dans un service comme le vôtre, il en faudrait un. »

Jusqu'alors, je ne m'étais guère intéressé au cœur artificiel. Dans notre service de la Pitié, le programme des greffes cardiaques avait pris de l'importance et les résultats étaient satisfaisants. Je ne pensais donc pas beaucoup à cet appareil, comme Shumway d'ailleurs qui ne cachait pas son peu d'intérêt pour, disait-il, « cette bizarre machine ».

Mais un événement allait me faire changer d'avis. Il se produisit à l'initiative d'un chirurgien français, ancien interne des hôpitaux de Lyon, Didier Lapeyre, passionné dès ses études médicales et son internat par la fabrication d'un cœur artificiel. Doué d'une intelligence brillante et d'un esprit créatif, Didier Lapeyre inventa un cœur qui, à l'opposé des précédentes prothèses, avait la forme d'un cœur humain. Il était animé, comme ses devanciers, par une pompe pneumatique, mais à la vérité je ne m'intéressais pas alors à son fonctionnement. Didier l'avait expérimenté dans divers laboratoires de chirurgie expérimentale de Lyon et de Paris et, après plusieurs essais, il vint me voir en septembre 1984. Il savait que nous possédions un laboratoire expérimental bien équipé à l'École de chirurgie des Hôpitaux de Paris, dont j'avais été nommé directeur, et me demanda si notre équipe voudrait bien essayer son prototype car tous ses essais précédents avaient été des échecs et, m'avoua-t-il, il s'était fâché avec tous ceux qui l'avaient testé. Je lui promis notre aide à condition que l'insuccès que je croyais certain ne troublerait pas nos rapports ultérieurs, ce dont il convint.

Il me montra alors son appareil d'un aspect très séduisant. Il ressemblait exactement à un cœur normal, ses parois extérieures étaient faites d'un alliage céramique carbone brillant comme de l'acier. Il avait été financé par des fonds saoudiens dont je n'ai jamais cherché à connaître l'origine ni la raison. Et il avait été fabriqué dans les ateliers de recherche de l'Aérospatiale, experts en matériaux aéronautiques et en mécanismes précis utilisés dans l'appareil. Évidemment, tout cela paraissait assez compliqué, mais le Dr Lapeyre était certain que son cœur fonctionnerait un jour ou l'autre.

L'essai devait se faire sur un veau, animal assez facile à se procurer et dont la taille pouvait correspondre à celle d'un homme adulte. J'en parlai à mon équipe qui se montra tout à fait d'accord. Avec l'aide du surveillant de l'École de chirurgie, monsieur Marchand, un homme très astucieux et très efficace, nous assurâmes les préparatifs de l'opération. Le veau, une génisse, que nous prénommâmes « Denise », arriva quelques jours avant l'intervention afin qu'elle pût s'habituer à son nouvel environnement. On la bichonna et en même temps on prépara la salle d'opération.

Le jour dit, avec mon ami et élève Alain Pavie, qui devait diriger l'opération avec un de ses collègues allemand, jeune chirurgien ami de Lapeyre et qui lui aussi travaillait à la réalisation d'un cœur artificiel à Berlin, je vins installer toute l'équipe en salle d'opération et donnai le signal du début de l'intervention. Mais ayant d'autres opérations à effectuer à la Pitié, je les laissai, en leur promettant de revenir plus tard. De retour en fin d'après-midi à l'École de chirurgie, je trouvai la cour déserte. Je m'attendais donc à un échec. Croisant l'un des infirmiers, je lui demandai :

« Bon ! Alors tout est fini, ça n'a pas marché et ils sont partis ?

— Mais non, Monsieur, la génisse va très bien !

— Ah ! On n'a pas pu l'opérer alors ?

— Mais si, Monsieur, elle vit avec son cœur artificiel. »

J'étais stupéfait. Je ne pouvais en effet pas croire que ce morceau de ferraille, si joli fût-il, pût assurer la circulation sanguine de notre animal. Je me précipitai donc dans la salle d'opération. Denise, la génisse, parfaitement éveillée, se tenait debout, en train de boire avec plaisir, le museau plongé dans un seau de lait. Ses fonctions naturelles s'accomplissaient à merveille.

Je n'avais jamais vu à l'époque un animal porteur d'un cœur artificiel. Et à vrai dire, comme mon ami Norman Shumway, je n'y croyais pas trop. Pourtant la preuve était faite. Le docteur Lapeyre, rayonnant, ne quittait pas son opérée qui continua d'aller très bien à tel point que, les jours suivants, on la sortit du laboratoire pour l'emmener dans la cour où elle se mit à brouter avec appétit un petit carré d'herbe. C'était fantastique ! Le docteur Lapeyre convoqua alors les responsables de l'Aérospatiale et organisa à l'École de chirurgie une conférence de presse. Notre pauvre Denise mourut cependant quelques jours plus tard, mais l'essentiel était fait. L'opinion publique était enthousiasmée. Le président-directeur général de l'Aérospatiale, Jean Martre, m'avoua que l'opération « Denise » lui avait fait plus de publicité que tous ses avions ou ses missiles.

Le plus étonnant fut que le docteur Lapeyre ne voulut plus entendre parler d'utiliser son appareil. Étant donnée cette survie dans les conditions extrêmement précaires d'un laboratoire expérimental, conditions aucunement comparables à celles dont on pouvait bénéficier dans un service de chirurgie hospitalier, je lui proposai d'utiliser son cœur artificiel chez les malades victimes de défaillance cardiaque brutale et irréversible. Il s'y opposa formellement, et il me défendit même d'utiliser les autres prototypes qu'il avait laissés à l'École de chirurgie pour une nouvelle intervention sur l'animal. J'étais très étonné, mais mon assistant Gérard Guiraudon me dit : « Patron, un chercheur n'a d'intérêt que tant qu'il n'a pas trouvé. Quand il a trouvé, il n'intéresse plus personne, car en général il ne trouve plus rien après. Le docteur Lapeyre veut rester un chercheur qui n'a pas encore fini de trouver. »

L'argument me parut mince mais, au fond, Gérard, fin psychologue, avait peut-être raison.

Désormais convaincu par les possibilités d'un tel appareil, je profitais d'un voyage à un congrès aux États-Unis pour aller consulter les experts de cette technique. Ma première étape me conduisit à Houston chez mon ami Domingo Liotta, jeune chirurgien argentin en stage prolongé chez Danton Cooley au Texas Institute. Domingo, qui parle parfaitement notre langue, m'accueillit très gentiment. Il avait été le héros, en 1969, d'une tentative audacieuse qui avait failli lui coûter sa carrière. Il travaillait alors sur la réalisation d'un cœur artificiel dans le laboratoire de Michael De Bakey, le grand patron de la chirurgie cardiaque à l'Université Baylor de Houston. De Bakey avait la ferme conviction que ces appareils de remplacement cardiaque seraient d'un grand intérêt pour les suites difficiles de la chirurgie cardiaque où le cœur reste défaillant. Aussi avait-il recommandé à Liotta de garder, à chaque étape de sa recherche, le dernier prototype achevé et de le stériliser pour qu'il fût ainsi toujours prêt à l'emploi. Un matin, Danton Cooley, qui travaillait dans l'hôpital voisin, l'appela :

« Domingo, je viens d'opérer un malade d'une affection cardiaque grave et le cœur ne repart pas. Peux-tu me prêter ton cœur artificiel ?

— Bien qu'un peu inquiet de la réaction que ne manquerait pas d'avoir De Bakey, j'acceptai pour sauver ce malade. L'opération menée de main de maître par Cooley réussit et l'opéré fut momentanément tiré d'affaire. Ce cœur, conçu pour une utilisation temporaire, fut remplacé par un greffon cardiaque disponible trois jours plus tard. Malheureusement, quelque temps après, le malade décéda d'une défaillance sévère des autres organes. Il s'ensuivit, me dit Domingo, entre De Bakey et Cooley, une brouille si durable qu'elle persiste encore.

— As-tu toujours ce prototype, demandai-je à Domingo ?

— Oui, viens avec moi, je vais te le montrer. »

Quelques instants plus tard, il me mit entre les mains deux sphères de plastique creuses, chacune à peu près du volume d'une balle de tennis.

« Chacune de ces sphères est destinée à remplacer le ventricule correspondant du cœur, m'explique Domingo Liotta. Tu sais mieux que moi, puisque tu es anatomiste, que le cœur est formé de deux parties, droite et gauche, comportant chacune en arrière une cavité où arrive le sang, l'oreillette, et en avant de l'oreillette une autre cavité, le ventricule, où le sang sera propulsé dans l'artère de sortie, à droite l'artère pulmonaire, à gauche l'aorte. Eh bien, chacune de ces sphères est un ventricule artificiel, destiné à remplacer chacun des deux ventricules du cœur malade qu'on enlève comme au cours d'une greffe. Ainsi que tu peux le remarquer, chaque sphère présente deux orifices, l'un d'entrée qui sera raccordé à l'oreillette correspondante, l'autre de sortie qui sera relié à l'artère pulmonaire ou à l'aorte. Et regarde ! Dans chaque orifice est fixée une valve assurant la circulation du sang dans le bon sens. »

Et, me montrant une autre sphère ouverte, il ajoute :

« Tu peux voir que cette partie du ventricule artificiel où circule le sang est séparée par une membrane souple d'une chambre aérienne reliée, par un tube qui traverse la peau, à cette pompe aspirante et foulante pneumatique grosse comme un petit réfrigérateur. Elle permet par le jeu de pressions positives ou négatives de mouvoir la membrane souple et de reproduire dans le ventricule artificiel la circulation du sang.

— Et alors, qu'est devenu Cooley après cet échec ?

— En 1971, il a récidivé avec un cœur fabriqué cette fois par un médecin japonais, Akutsu, qui ira ensuite travailler avec Kolff, à qui tu devrais rendre visite à Salt Lake City dans l'État de Utah. »

Willem Kolff était un médecin hollandais qui avait inventé le rein artificiel et quitté son pays natal après l'invasion allemande en 1940. Il s'était installé aux États-Unis, d'abord à Cleveland puis à Salt Lake City où on lui avait construit un laboratoire d'organes artificiels. Il fut dans un premier temps aidé par Akutsu et plus tard par un jeune médecin, ingénieur de surcroît, Robert Jarvik, qui se passionna pour cette recherche et étudia successivement six prototypes qu'il essaya principalement chez le veau, augmentant peu à peu leur durée de vie.

C'est finalement le septième prototype, le Jarvik 7, qui donna les meilleurs résultats. Le Jarvik 7 obéit aux mêmes principes que le cœur de Lapeyre et celui que Domingo Liotta avait construit et m'avait montré, mais avec de substantielles améliorations. En particulier, la machine d'animation du Jarvik 7 était munie d'une informatique qui renseignait précisément sur les débits et les pressions dans le cœur artificiel, permettant ainsi d'adapter parfaitement l'appareil aux besoins du patient. La survie chez l'animal dépassa bientôt un an. Devant ces résultats, on envisagea la première tentative sur l'homme à Salt Lake City, spécialement sur des malades qui ne peuvent pas bénéficier d'une transplantation cardiaque, soit en raison de leur âge (supérieur à l'age limite de 55 ans à l'époque), soit du fait de certaines maladies associées, comme un diabète sévère, toujours aggravé par le traitement antirejet que nécessite une greffe.

La décision fut prise avec William De Vries, chirurgien de l'Hôpital universitaire de la ville, qui a participé à toute l'expérimentation avec Jarvik. Le 7 décembre 1982, De Vries implanta le premier Jarvik 7 chez un dentiste de 61 ans, dont le nom devint immédiatement célèbre, Barney Clark. Mais Barney Clark ne survécut que 112 jours.

De Vries et son équipe, dans les mois qui suivirent, implantèrent trois autres Jarvik 7, mais le plus long survivant n'atteindra qu'1 an et 8 mois.

Comme je l'appris au cours de mon voyage, l'emploi du Jarvik 7 fut alors abandonné. Cela valait-il la peine d'aller à Salt Lake City ?

Un événement imprévu me fit changer d'avis. J'avais promis de rendre visite à mon ami Jack Copeland qui dirigeait le service de chirurgie cardiaque de l'hôpital de Tucson dans l'Arizona. Jack est un ancien résident de Shumway. Pour fêter mon arrivée, il m'invite le soir même à un fastueux dîner mexicain. Au milieu du repas il est appelé au téléphone :

« On vient de m'avertir qu'il y a un greffon cardiaque disponible pour l'un de nos malades en défaillance gravissime, dit-il. Nous commençons dans deux heures. »

Nous achevons rapidement de dîner et partons à l'hôpital. Le futur greffé est déjà préparé, il est effectivement dans un état très précaire. Toutes les informations concernant le donneur sont également arrivées.

« Qu'en penses-tu ? me demande Jack.

— Tout me paraît à peu près bien sauf que le cœur du donneur semble avoir un débit un peu bas, ce n'est pas un greffon cardiaque idéal…

— Certes, mais tu as vu l'état de notre malade, je ne pense pas qu'il puisse attendre longtemps un autre greffon. C'est peut-être sa dernière chance ! »

La greffe est effectuée par Jack et son équipe. Le lendemain je viens aux nouvelles.

« Ce n'est pas parfait, me dit Jack. Tu avais raison, le cœur n'assure pas un débit suffisant et les fonctions du rein et du foie commencent à se détériorer. Je crois qu'il nous faudrait d'urgence un autre greffon. »

Quelques heures plus tard, la situation a encore empiré.

« Je ne vois plus qu'une solution, dit Jack, implanter un cœur artificiel. Mais je n'en ai pas, sauf peut-être celui dont m'a parlé un ami, chirurgien de Poenix, la capitale de l'État, qui en a mis un au point sur les mêmes principes que celui de Domingo Liotta. »

Jack, dont les résultats sur ses premiers greffés cardiaques sont excellents, ne se résout pas à laisser mourir son malade sans avoir tout tenté. Aussi ne suis-je pas étonné d'apprendre que, au cours de la nuit suivante, il a fait venir le cœur artificiel de Phoenix et l'a implanté chez son opéré. Ce cœur artificiel fonctionne parfaitement mais les fonctions du rein et du foie ne s'améliorent pas. Sur ces entrefaites, un autre greffon devient disponible et Jack décide de l'utiliser. Le cœur artificiel est donc remplacé par le nouveau greffon qui se révèle d'une qualité excellente. Cependant, l'état général du malade s'est tellement aggravé qu'il ne peut survivre.

Cette semaine terrible de Tucson n'a pas entamé l'énergie de Jack. Quelque temps plus tard, dans des circonstances identiques, il implante un cœur artificiel de Jarvik et réussit ensuite à greffer avec succès son opéré. C'est le début de ce qu'on appellera le cœur artificiel « en passerelle pour la transplantation ».

Jack, pour justifier sa tentative, m'avait appris que, juste avant lui, un des résidents de Shumway, Philip Oyer, avait réussi avec un autre appareil à maintenir en vie pendant quinze jours un malade en brutale défaillance cardiaque, le temps d'obtenir un greffon et d'effectuer la transplantation avec succès. Chez Norman Shumway ! Le cachottier ! Lui qui prétendait ne pas s'intéresser aux cœurs artificiels !

Cette nouvelle utilisation s'avérant utile pour nos malades en état très précaire et en attente d'une greffe cardiaque, une visite au laboratoire de Kolff s'imposait.

Dès mon arrivée, je fus stupéfait. Jarvik avait un très grand laboratoire, c'était plutôt une grange avec quelques bureaux. Une bonne dizaine de veaux, en cage, étaient munis chacun d'un cœur artificiel relié à une grosse machine externe. La qualité et la durée de survie des animaux appareillés avec le Jarvik 7 étaient étonnantes. Je me sentais tenté par l'acquisition d'un Jarvik 7. Mais le prix en était considérable, deux millions et demi de francs ! Je dis à Jarvik que je réfléchirai mais c'était tout réfléchi. Deux mois plus tard, je reçus un appel de lui :

« Écoutez, docteur Cabrol, si c'est l'argent qui vous ennuie, vous nous paierez quand vous pourrez. Mais venez donc faire un entraînement. »

Finalement très tenté, j'acceptai. À Salt Lake City, on m'apprit tout. Comment préparer le veau à l'opération, l'endormir, aborder le cœur, l'enlever comme pour une greffe cardiaque, placer dans la cavité péricardique ainsi libérée d'abord le ventricule artificiel gauche, suturer sa collerette d'entrée à l'oreillette gauche du veau et son tube de sortie en dacron (aorte artificielle) à l'aorte de l'animal opéré. Puis relier de la même façon le ventricule artificiel droit à l'oreillette droite du veau et son tube de sortie à l'artère pulmonaire de l'animal. Restait alors à faire passer à travers la peau les deux tuyaux d'animation pneumatique des deux ventricules artificiels pour les connecter à la machine extérieure d'insufflation. L'intervention terminée, on me familiarisa avec cette machine pour le réglage du rythme et des pressions à appliquer au cœur artificiel implanté. On me montra enfin comment surveiller mon opéré. Au bout d'une semaine, j'étais capable d'implanter une prothèse en une heure et quart.

« Pas mal, me dit Jarvik. Mais Cooley, qui est venu ici il y a un mois, l'a implantée la première fois en quarante minutes ! »

Je mesure la différence, néanmoins mes veaux opérés survivent… Je rentre à Paris, décidé à me procurer l'argent nécessaire à l'achat de l'appareil. Bien entendu, l'Assistance publique n'a pas les moyens de le payer. Sur ces entrefaites, un journaliste du *Figaro* me téléphone :

« Professeur Cabrol, je sais que vous vous intéressez au cœur artificiel, voudriez-vous nous écrire un article ?

— Ah ! Vous retournez le couteau dans la plaie. Je suis bien sûr persuadé de l'intérêt du cœur artificiel, mais je cherche désespérément l'argent pour en acquérir un.

— C'est dommage ! », me répondit sans plus de commentaires le journaliste.

Quelques jours après, je reçois un nouveau coup de téléphone :

« Désirez-vous toujours un cœur artificiel ?

— Bien sûr !

— Pourriez-vous venir me retrouver au siège du *Figaro* ?

— J'arrive. »

Je pars tout heureux, espérant qu'on va m'avancer ou pourquoi pas me donner l'argent nécessaire en échange d'un article. Mais le plan est tout autre, il s'agit de lancer dans *Le*

Figaro une grande souscription publique pour l'achat d'un cœur artificiel en France car aucune équipe n'en possède. Je ne peux accepter, je ne veux pas devoir un appareil à la charité publique et m'exposer aux critiques de mes collègues pour publicité abusive. C'est d'ailleurs ce que je signifie à mon ami Iradj en rentrant à la Pitié.

« Mais enfin Monsieur, objecte-t-il, c'est l'occasion inespérée ! Il faut le faire ! »

La souscription est alors lancée. Et bien entendu, comme je le craignais, elle fut l'objet de critiques acerbes de la part de mes collègues.

Une semaine plus tard, un de mes très chers amis, médecin correspondant français du roi du Maroc, René Touraine, m'appelle au téléphone :

« Christian, ne t'étonne pas. Le roi du Maroc va t'envoyer un chèque pour payer ton cœur artificiel. Il y a quelques années, tu as opéré quelqu'un de son entourage et tu n'as pas voulu te faire payer.

— Non, bien sûr, puisque je suis à plein temps à l'Assistance publique sans clientèle privée.

— Eh bien ! C'est comme ça qu'il veut payer sa dette.

— C'est incroyable ! Un véritable conte de fées ! »

Tout ébahi, je reçois dans les jours qui suivent, de l'ambassadeur de Sa Majesté le Roi du Maroc, le chèque promis. Alors tout s'enclenche à la vitesse d'un éclair et je comprends la puissance de l'argent. En accord avec le directeur général de l'Assistance publique, j'achète l'appareil aux États-Unis et le fait venir dans les plus brefs délais à la Pitié. J'assure tous les frais de l'installation de l'appareil, y compris un compresseur spécial situé dans le sous-sol de notre bâtiment et destiné à animer un circuit d'air comprimé à haute pression qui fera marcher la machine. En quinze jours, tout est en place.

Quelques semaines plus tard, en mars 1986, arrive un jeune malade au degré extrême de son insuffisance cardiaque et pour lequel aucun greffon n'est disponible. Nous lui proposons la solution du cœur artificiel et il accepte. Nous nous sommes précédemment entraînés au laboratoire de l'École de chirurgie. Jarvik nous avait envoyé pour cela deux ou trois cœurs artificiels identiques aux modèles humains mais spécialement destinés à cet entraînement. L'équipe chirurgicale était donc parfaitement au point. Si bien que le journaliste Pierre Bourget, mon ami de longue date, qui assiste à l'opération, me confie à la fin :

« Mais, ce n'est pas possible, ce n'est pas la première fois que vous faites cette opération ! »

Je dois dire que les chirurgiens de mon équipe, Iradj Gandjbakhch et Alain Pavie, à qui je confie la conduite de l'opération en leur demandant seulement de pouvoir les aider, ont opéré d'une manière exceptionnelle. Mais l'état de notre malade en insuffisance cardiaque chronique depuis longtemps était tellement détérioré que les fonctions du foie et du rein ne furent jamais récupérées, si bien que le décès survint quelques jours plus tard.

Ce n'est qu'à la troisième tentative que nous eûmes la joie de réussir. Il s'agissait d'un jeune conscrit martiniquais hospitalisé au Val-de-Grâce et qui était en train de mourir d'une virose cardiaque. Il n'était pas malade depuis longtemps et c'était un sportif accompli, un véritable athlète. Avec les cardiologues militaires, nous décidons de l'opérer et encore une fois, grâce à la superbe qualité de l'équipe, l'intervention se passe très bien. Si bien que le surlendemain, quand je viens voir notre opéré en réanimation, je demande à l'infirmière :

« Où est notre cœur artificiel ?

— Là ! Dans sa chambre ! »

Je pousse la porte et je vois un jeune homme qui lit le journal. Je pense m'être trompé et je pousse la porte d'à côté.

« Vous n'allez pas le voir ? me demande l'infirmière.

— Mais, ce n'est pas lui, ce garçon qui est en train de lire son journal !

— Mais si Monsieur, c'est lui ! »

Je reviens sur mes pas et découvre effectivement la machine et tous ses instruments. Je me penche sur le thorax du jeune opéré et j'entends un bruit infernal car l'appareil comportait quatre valves artificielles en mouvement.

« Comment allez-vous ? lui demandai-je.

— Avant, j'étais fatigué, fatigué à en mourir, me dit-il. Aujourd'hui, je me sens bien. Je ne suis pas fatigué, d'ailleurs on m'a dit que dans quelques jours je pourrai faire du vélo d'appartement. »

Il eut en effet son vélo et tout se passa bien.

Quelques semaines plus tard, un greffon cardiaque était disponible et la transplantation se déroula sans problème.

Nous avons utilisé par la suite de préférence et presque exclusivement le Jarvik 7 dans tous les cas où le malade ne pouvait pas attendre la greffe. Mais nous avons apporté une réserve très importante à l'indication opératoire. L'utilisation des cœurs artificiels avait permis aux malades de survivre en attendant une greffe et beaucoup de chirurgiens en charge de ces malades – et peut-être peu convaincus de la fiabilité de l'appareil – demandaient à bénéficier d'une priorité dans l'attribution d'un greffon cardiaque. C'était une mauvaise façon de faire car ces malades aux fonctions hépatiques et rénales très détériorées n'avaient pas récupéré un état normal, ce qui après la greffe entraînait une défaillance rapide du greffon et la mort de l'opéré. On ne rendait ainsi service ni au malade, ni à ceux qui attendaient un greffon, greffon qui se trouvait perdu sans avoir aidé quiconque. Nous décidâmes qu'après la pose d'un cœur artificiel on ne devait envisager la greffe que dans le cas où cette assistance circulatoire aurait permis au malade de retrouver des fonctions rénales, hépatiques et pulmonaires normales et quand il n'était pas porteur d'une infection. Ce n'était que dans ces conditions que la greffe cardiaque après la pose d'un cœur artificiel avait une chance de réussir.

L'intérêt d'un tel appareil avait été en effet vite saisi par d'autres équipes de chirurgie cardiaque françaises et nous avions installé à l'École de chirurgie un centre d'entraînement à son maniement. Ce qui évitait à beaucoup de nos collègues d'aller faire un stage aux États-Unis et cela, d'ailleurs, à la demande de Robert Jarvik lui-même.

Nous apportâmes aussi une autre contribution à l'emploi des cœurs artificiels. Ces prothèses comportaient en effet quatre valves artificielles, deux dans chaque ventricule, une à l'entrée, l'autre à la sortie, or ces valves constituaient des sources de coagulation à leur contact. De plus, le revêtement interne des ventricules artificiels favorisait également la survenue de thromboses. Nous avions heureusement à la Pitié un laboratoire de coagulation directement associé à notre service, celui de Jacques Szefner qui mit au point un protocole anticoagulant si bien adapté à la pose de ces appareils que nous n'observâmes que très peu de thromboses à l'intérieur des ventricules artificiels, thromboses qui auraient signifié un traitement anticoagulant insuffisant, ni, à l'opposé, d'hémorragies, témoins d'un traitement trop important. Ce protocole fut lui aussi adopté par la plupart des équipes et à leur plus grande satisfaction.

Le cœur artificiel n'avait pas été le seul appareil employé dans le traitement des défaillances cardiaques aiguës et irréversibles. Avant lui, le premier avait été la circulation extracorporelle avec pompe et oxygénateur (très améliorée depuis les temps héroïques de l'appareil Lillehei-De Wall) quand, à la fin d'une intervention cardiaque, le cœur ne reprenait pas une activité suffisante. On prolongeait alors la circulation extracorporelle, parfois pendant plusieurs heures. Mais de telles durées entraînaient des altérations sanguines, en particulier de la coagulation, empêchant ainsi une assistance au long cours.

On imagina alors de n'utiliser que la pompe de circulation extracorporelle beaucoup moins traumatisante pour le sang car il n'était pas utile dans ces cas de court-circuiter les poumons puisque ceux-ci en général conservaient une fonction satisfaisante. La pompe ainsi utilisée était destinée à suppléer un des deux ventricules cardiaques, le plus souvent le ventricule gauche qui est le plus important car il assure la circulation sanguine dans la plus grande partie du corps. Cette pompe était parcourue par un tuyau provenant de l'oreillette gauche et qui, après la pompe, était raccordé à l'origine de l'aorte. Une telle pompe n'assurait cependant qu'un débit continu, il parut donc plus efficace de concevoir un appareil induisant, comme le ventricule lui-même, un débit pulsatile.

On construisit alors ce qui fut la « première génération » des vrais appareils d'assistance circulatoire. Le premier de ce type fut le célèbre *Pamplemousse* de De Bakey. Dès 1966, ce très dynamique chirurgien avait prévu, avant d'avoir un cœur artificiel total, la nécessité de bénéficier dans certains cas d'une assistance circulatoire. Il avait travaillé dans son laboratoire à la conception d'un modèle expérimental. Le 8 août 1966, terminant chez une femme de 37 ans, Espéranza Vélasquez, le remplacement de deux valves malades, il constate que le cœur opéré est incapable de reprendre une fonction normale. Un prototype de son appareil d'assistance est prêt, stérile, sur les étagères de sa salle d'opération. De la taille d'un pamplemousse, d'où son nom, la pompe est munie de deux tubes en dacron, permettant d'une part de la raccorder à l'oreillette gauche et d'autre part à une branche de l'aorte, l'artère axillaire dans l'aisselle. Cette pompe, comme le cœur artificiel qu'il fera fabriquer plus tard par Domingo Liotta, est animée par un compresseur extérieur. L'appareil, rapidement mis en place par De Bakey, assure une fonction satisfaisante et l'intervention est achevée sans problème. La pompe est laissée à l'extérieur du thorax, ses deux tuyaux d'arrivée et de sortie traversant la peau. Pendant dix jours, l'appareil assure un fonctionnement régulier permettant au cœur de récupérer, si bien que, le 18 août, De Bakey retire l'appareil et Espéranza, guérie, quitte l'hôpital quelques semaines plus tard.

Le modèle de De Bakey fut bientôt perfectionné par d'autres chercheurs. En particulier par William Pierce, chirurgien de l'Université de Hershey (la ville du chocolat), qui, avec un ingénieur, Donachy, fit commercialiser son appareil par la société Thoratec, appareil largement utilisé dans le monde entier. Les autres sociétés s'en inspirèrent pour fabriquer des prothèses du même type, aussi bien aux États-Unis qu'au Canada, au Japon et en Allemagne. Mais ces appareils avaient un inconvénient majeur, ils restaient à l'extérieur du corps sur l'abdomen de l'opéré, leurs deux tuyaux d'entrée et de sortie traversant la peau pour se brancher sur le cœur. Par ailleurs, l'appareil d'assistance circulatoire était également relié par d'autres tuyaux à sa machine d'animation. Cette disposition en limitait l'emploi au seul milieu hospitalier sous une surveillance pratiquement continue.

Pour rendre l'appareil plus facilement tolérable par le malade qui en est porteur, on envisagea alors des systèmes d'assistance circulatoire « de seconde génération », c'est-à-dire pouvant être placés non pas à l'extérieur du corps mais à l'intérieur et reliés à la machine d'animation si possible par un simple fil. Cela supposait donc que l'animation ne fût plus pneumatique mais électrique.

Ce fut le but poursuivi par Peer Portner de la société Novacor, qui persuada Shumway d'entrer dans l'aventure, la société Novacor étant établie à Oakland sur la baie de San Francisco, à quelques miles seulement au nord de l'Université de Stanford où il travaillait.

J'eus l'occasion d'aller visiter la société Novacor. Peer me reçut dans son bureau qui donne sur le paysage marin de la baie. En me remettant entre les mains son appareil, il m'expliqua :

« Comme vous le voyez sur ce prototype, Chris, un électroaimant est placé sur chacune des branches d'une pince qui enserre la poche plastique dans lequel circule le sang. Lorsqu'on fait passer le courant dans les électroaimants, ceux-ci s'attirent, se rapprochent et ferment la pince qui écrase la poche sanguine, réalisant ainsi une éjection de son contenu. Dès que le courant cesse de passer, les électroaimants s'écartent l'un de l'autre et la poche peut se remplir à nouveau. La souplesse du mécanisme est facilitée par la constitution des deux branches de la pince faites de lames élastiques ayant un effet ressort. Seule la prothèse que vous tenez dans les mains est implantée à l'intérieur du corps et reliée au cœur par deux tubes, l'un inséré dans la pointe du ventricule gauche et l'autre dans la racine de l'aorte. Cette prothèse, d'un autre côté, est reliée, par un simple fil électrique qui traverse la peau, à cette machine de contrôle que vous voyez là, tributaire du courant de ville. C'est avec cet appareil, je vous le rappelle, que Phil Oyer, pour la première fois au monde, a réussi à maintenir en vie pendant quinze jours un malade victime d'une attaque cardiaque gravissime, avant de le greffer avec succès. »

L'animation électrique de l'appareil d'assistance circulatoire de Portner fut utilisée par d'autres sociétés. Jarvik en particulier inventa une assistance dite « axiale » du ventricule gauche, le *Jarvik 2000*, qui consiste en un tube introduit dans la pointe du ventricule gauche et comporte une turbine à l'intérieur. Ce tube est relié à l'aorte après sa sortie du cœur. Cette turbine, comme dans le Novacor, prélève le sang dans le ventricule gauche défaillant et le réinjecte dans l'aorte. Cet appareil et d'autres comme le Micromed de Bakey, animés électriquement, furent d'abord reliés par un fil traversant la peau à une batterie externe portable et un boîtier informatique réglant le rythme et le débit de l'assistance circulatoire, ce qui donnait ainsi une certaine autonomie à l'opéré. Mais le fil traversant la peau risquait d'induire une infection cutanée jusqu'à la prothèse.

Supprimer ce fil fut le but des assistances circulatoires dites « de troisième génération ». L'idée en avait été là encore donnée par Peer Portner. Lors de ma visite dans son laboratoire, après m'avoir montré la prothèse électrique Novacor, il me dit :

« Je vais vous montrer mieux ! », et il m'entraîna dans une pièce voisine.

J'eus alors l'impression de pénétrer dans un monde de science-fiction. La pièce entièrement close était éclairée aux néons et climatisée. Sur une longue et solide étagère, placée le long du mur, s'alignaient une dizaine de cylindres en verre du volume d'un petit tonneau, remplis d'un liquide transparent, qui contenaient chacun un ventricule artificiel Novacor.

« Vous voyez, me dit Peer, chaque appareil est plongé dans un liquide voisin de celui qui entoure les appareils implantés dans le corps humain afin de juger des effets de la corrosion. Dans chaque ventricule artificiel circule un autre liquide dont les caractéristiques physiques sont identiques au sang et tous ces ventricules fonctionnent depuis plus de dix mois.

— Mais quels sont ces appareils situés sur les tables au-dessous des étagères ?

— Ce sont des instruments de contrôle qui enregistrent en permanence le fonctionnement de chaque ventricule, débit, pression, résistance, etc. Et regardez ! Tous ces instruments sont reliés à des fils qui vont vers ce tableau central…

— Et à quoi correspond ce tableau ?

— Il est directement relié à l'Institut du Cœur et du Poumon de Bethesda dans le Maryland, où toutes les données de fonctionnement de nos appareils sont enregistrées en permanence et conservées pour éviter toute fraude. Car ce que vous voyez là fait partie d'un essai que nous impose cet organisme d'État avant d'autoriser la mise sur le marché de ce ventricule. Cet essai devra durer au minimum un an et, sur les dix appareils, neuf au moins doivent marcher sans défaillance.

— Mais vous continuez à faire fonctionner ces prothèses à l'aide d'une machine extérieure reliée par un fil ? Cela ne donne pas plus d'indépendance à l'opéré que les prothèses pneumatiques !

— Ah ! Vous n'avez pas vraiment fait attention, Chris. Regardez bien ! À l'intérieur de chaque cylindre en verre où se trouvent nos prothèses, il existe une ceinture métallique tressée, horizontale, et en face, à l'extérieur, de l'autre côté de la paroi en verre, une autre ceinture du même type reliée à une batterie. La paroi de verre du cylindre représente la peau ; la ceinture interne sera celle qui sera implantée à l'intérieur du corps avec le ventricule artificiel chez le porteur de la prothèse, sous la peau de son abdomen. La ceinture externe sera placée en face, autour de l'abdomen, à la même hauteur que la ceinture interne. Chacune de ces ceintures a, l'une en face de l'autre, une batterie. Ainsi la batterie externe pourra transmettre le courant de l'extérieur vers l'intérieur, sans traverser la peau et donc sans exposer à l'infection.

— Mais est-ce que cela marche vraiment ?

— Bien sûr, Phil Oyer l'a testé sur des moutons. Vous pourrez le voir demain, il vous attend pour l'une de ses expériences. »

Le lendemain, effectivement, dans son laboratoire de Stanford, Philip me demande de l'aider à implanter dans l'abdomen de l'un de ses moutons une ceinture interne munie d'un testeur permettant de savoir si le courant électrique passe effectivement à l'intérieur. L'intervention terminée, Philip met sur la peau du mouton, en face de la ceinture interne, une ceinture externe elle aussi munie d'une batterie. Le testeur interne nous permet de vérifier que le courant passe bien.

Le système de Peer Portner permettant une totale autonomie de l'opéré ne sera opérationnel et commercialisé qu'en 1993. Dans le même esprit, la société Arrow proposa en 1999 le *Lionheart,* implanté comme le Novacor entre la pointe du ventricule gauche et l'aorte et animé par une batterie intracorporelle d'une durée de fonctionnement de trois heures, rechargeable régulièrement à travers la peau. Récemment, cette même société a réalisé un nouveau modèle, *Coraide,* comportant une pompe centrifuge implantée dans la pointe du ventricule gauche, comme le Jarvik 2000. C'est donc également une pompe dite « axiale », le sang passant en son intérieur à travers une turbine. Ces pompes axiales donnent par conséquent un flot continu et non pas un débit pulsatile comme les assistances circulatoires du type Thoratec ou Novacor. Malgré les craintes soulevées par ce flot continu différent du débit circulatoire, pulsatile, normal, son efficacité est très grande et, avantage important, ces appareils demandent très peu d'énergie, diminuant d'autant la complexité et le volume du système d'animation.

Qu'en est-il aujourd'hui des cœurs de remplacement ?

Le Jarvik 7, commercialisé maintenant sous le nom de *Cardio West* et qu'on peut considérer comme « de première génération », c'est-à-dire avec une machine d'animation extra-corporelle, est toujours utilisé – en particulier dans notre service à la Pitié qui en a la plus grande série mondiale – en raison de sa très grande fiabilité, mais il impose au malade de rester en milieu hospitalier. Un autre cœur total, *Abiocord*, de la société Abiomed, a été commercialisé en 2001. Totalement implantable, avec une animation électrique, il est alimenté par un système identique à celui de Peer Portner, c'est-à-dire sans traverser la peau. Il représente ainsi un cœur « de troisième génération ». Mais ses premiers essais sur des malades n'ont pas donné les résultats escomptés en matière de fiabilité et son utilisation a été abandonnée.

Dans le domaine de l'assistance circulatoire, les recherches continuent car son emploi suscite un triple espoir, surtout en cette période de cruelle pénurie de greffons cardiaques.

Espoir tout d'abord de sauver des insuffisants cardiaques très graves qui ne peuvent attendre l'arrivée d'un greffon ou dont l'état de dégradation des viscères, foie, reins, poumons, n'autorise pas la transplantation avant la reprise d'un fonctionnement normal.

Espoir aussi d'obtenir grâce à elle la mise au repos de certains cœurs atteints de cardiomyopathie ou de virose myocardique et ainsi de donner à ces cœurs le temps de récupérer une fonction ventriculaire suffisante avant d'être sevrés de l'appareil. Une telle récupération a déjà été observée dans cinq à huit pour cent des cas. Mais sa durée reste encore à apprécier, le risque d'une éventuelle rechute étant toujours possible.

Espoir enfin de voir un jour des appareils très perfectionnés permettre, à l'instar d'une greffe, un remplacement cardiaque définitif.

Néanmoins, l'utilisation de ces appareils de suppléance ou de remplacement cardiaque pose un certain nombre de problèmes.

Problèmes techniques d'abord. Si l'assurance d'une bonne fonction circulatoire semble maintenant acquise, reste un double risque. Le premier est celui d'une infection survenant autour de la prothèse, d'où l'intérêt majeur de perfectionner les appareils totalement implantables. Le second danger est celui d'une altération des composants sanguins. Il faut en effet se figurer ce que représente pour les constituants du sang – globules rouges, leucocytes, plaquettes, molécules complexes, habitués à glisser le long de la paroi lisse, souple, veloutée qu'est le revêtement interne (endothélium) des vaisseaux et des cavités cardiaques – le fait d'être projetés dans ces cavités et tubes artificiels, apparaissant à l'échelle microscopique comme hérissés de multiples rugosités et aspérités qui entraînent, outre la destruction parfois importante de globules rouges, des perturbations biologiques considérables. Perturbations de la coagulation sanguine dont le mécanisme repose sur un équilibre instable entre certains éléments, les plaquettes et différents constituants antagonistes, équilibre qui peut être rompu à tout instant par un élément étranger, ce qui entraîne caillots ou hémorragies. Perturbations aussi dans les mécanismes de l'inflammation déclenchant une cascade de réactions enzymatiques causes de lésions rénales, hépatiques ou pulmonaires. Pour éviter ces perturbations, il reste donc à trouver un revêtement idéal proche de celui du réseau circulatoire humain. Enfin, l'emploi d'un cœur artificiel à titre définitif exigera une fiabilité de l'appareil dans la durée. Ce qui dépend de la résistance de ses différents composants, valves, revêtements internes, pièces métalliques et électriques.

Problèmes économiques et moraux ensuite. Est-il raisonnable de consacrer des moyens considérables et un coût important pour une population réduite alors que des besoins plus urgents concernant des populations beaucoup plus nombreuses ne sont pas assurés ? Cette question s'est déjà posée dans nombre de domaines comme la chirurgie cardiaque à cœur ouvert sous circulation extracorporelle, les greffes d'organes et de tissus et plus largement le traitement des maladies rares.

En réalité, de telles recherches concourent au progrès que poursuit l'homme depuis qu'il existe, en particulier à une meilleure connaissance, dans ce cas de la physiologie, des mécanismes qui règlent la vie du corps humain. Les greffes ont ainsi permis la découverte de l'immunité, du rôle des groupes sanguins et des groupes HLA avec toutes leurs conséquences thérapeutiques. Les cœurs artificiels ont approfondi la compréhension de phénomènes biochimiques pour beaucoup d'entre nous, mystérieux et inconnus. Ainsi le sang ne nous

apparaît-il plus comme un simple liquide véhiculant des globules et des éléments nutritifs mais comme un véritable milieu
vivant, changeant, au sein duquel se font et se défont sans cesse
de fragiles équilibres que nous avons décrits plus haut et qui
commandent la vie même de notre organisme.

Chapitre 5

L'INSTITUT DU CŒUR

Avec l'utilisation des cœurs artificiels, l'activité des greffes dans notre service prit un nouvel essor. Parallèlement, d'autres domaines s'ouvraient à l'activité de mes assistants : pontages coronariens, chirurgie des troubles du rythme, cure des grands anévrismes aortiques et bien sûr traitement des lésions des valves cardiaques, les premières que nous ayons opérées à la Pitié. Le service en était devenu trop petit si bien qu'on nous avait attribué d'autres locaux dispersés ici et là dans divers bâtiments du groupe hospitalier.

J'arrivais dans les dernières années de mon activité à l'Assistance publique. Je rêvais de laisser à mes collaborateurs, mes futurs successeurs, un instrument hospitalier digne de leurs ambitions. Pourquoi ne pas revoir complètement l'organisation de la cardiologie à Paris ?

Dans les hôpitaux de l'Assistance publique, la cardiologie s'était peu à peu individualisée depuis 1930 mais elle n'avait au début que très peu de moyens à sa disposition : quelques médicaments, le stéthoscope et les premiers appareils de radiologie. L'essentiel pour un cardiologue était de savoir reconnaître les maladies, de les étiqueter, d'en suivre et si possible d'en ralentir l'évolution. Les élèves des grands maîtres de ce temps, élèves qui étaient devenus à leur tour les créateurs prestigieux de la cardiologie moderne, nous expliquaient qu'ils faisaient essentiellement office de naturalistes, classant les maladies et reconnaissant la justesse ou non de leurs prévisions sur les tables d'autopsie.

Par la suite, la cardiologie se modifia considérablement par la découverte et l'utilisation de l'électrocardiogramme, puis par la pratique des explorations intracardiaques directes. À l'aide d'une sonde montée par une veine jusque dans le cœur, Werner Forssman dès 1929 puis André Cournand plus tard montrèrent qu'on pouvait mesurer à l'intérieur du cœur les pressions et les teneurs en oxygène du sang qui y circulait.

De nouveaux concepts sur le fonctionnement cardiaque s'édifièrent, fondés non seulement sur l'aspect anatomique du cœur et de ses maladies, mais aussi sur les perturbations occasionnées par ses affections dans la circulation du sang à son intérieur. Comme cette circulation dans le cœur et les vaisseaux s'apparentait à l'hydraulique, les lois en étaient simple affaire de tuyauterie. On envisagea donc de corriger ces défauts de « plomberie ».

C'est ainsi que naquit en 1942 en France, après les États-Unis, la chirurgie cardiaque, dont nous avons décrit le développement. Curieusement, ce n'est pas à des chirurgiens qui avaient l'habitude d'opérer dans le thorax (les chirurgiens « thoraciques ») auxquels on adressa ces premières interventions cardiaques. En effet, ils étaient essentiellement des chirurgiens pulmonaires traitant les multiples lésions gravissimes de la tuberculose pulmonaire. Ils ne furent pas sollicités ou, pour la plupart, peu intéressés par cette nouvelle chirurgie.

Ce furent au contraire les chirurgiens « digestifs » qu'allèrent trouver les cardiologues pour leur proposer ces nouvelles opérations. Et ce sont eux qui fondèrent les premiers services de chirurgie cardiaque, trois au départ en France : à Paris François d'Allaines, à Lyon Paul Santy et à Marseille Robert de Vernejoul. Enfin, en 1954, Lillehei aux États-Unis vulgarisa la chirurgie à cœur ouvert dont on a relaté le développement.

Concurremment, les explorations cardiologiques par sondes ou cathéters intracardiaques s'enhardissaient dans des manœuvres de plus en plus complexes. De l'exploration elles passaient au traitement. Ainsi, les sondes qui servaient à opacifier les artères coronaires du cœur pour montrer leurs lésions se munirent de ballonnets et furent poussées à travers les rétrécissements de ces artères pour les dilater ou dans les orifices rétrécis des valves cardiaques pour les élargir. La cardiologie interventionnelle était née. Elle allait bientôt s'enrichir de la cure des troubles du rythme. La chirurgie de ces troubles avait en effet montré l'existence de circuits électriques anormaux dans le cœur ou de zones d'excitation supplémentaires et nocives ainsi que la possibilité de les détruire au cours d'une opération après leur repérage soigneux.

Cet extraordinaire développement de la médecine cardiologique modifiait l'esprit de ceux qui la pratiquaient. Les cardiologues médecins prenaient l'habitude de venir en salle d'opération. Ils y voyaient les cœurs battants et non pas inertes comme sur les tables d'autopsie. De leur côté, les chirurgiens apprenaient à lire les résultats des différentes explorations cardiologiques : électrocardiogrammes, échocardiogrammes, cathétérismes. Chirurgiens et médecins se comprenaient donc mieux, la cardiologie interventionnelle jetant un pont supplémentaire entre eux.

Il n'y avait donc plus aucun intérêt à scinder la cardiologie en ses différentes disciplines, il fallait la comprendre dans sa globalité. D'où l'intérêt de réunir tous ses acteurs dans un même lieu où seraient regroupés médecins, chirurgiens, réanimateurs et rééducateurs autour du malade.

Nous étions quatre services médicaux de l'Assistance publique de Paris qui travaillions ensemble bien que dispersés aux quatre coins de la ville. Nous avons déjà relaté la naissance et le développement de notre service de chirurgie cardiaque. Des deux services de cardiologie qui nous adressaient leurs malades à opérer, l'un se situait à la Salpêtrière. Ce service de cardiologie était alors dirigé par Yves Grosgogeat. J'avais connu Yves lorsqu'il était chef de clinique chez Jean Lenègre dont je suivais assidûment les réunions du mercredi soir à mon retour des États-Unis. Parmi les collaborateurs tous très brillants du prodigieux chef d'école qu'était Jean Lenègre, Yves Grosgogeat se distinguait par ses connaissances étendues, sa remarquable compétence médicale, sa rigueur, qui l'avaient fait désigner par son maître comme responsable de l'unité d'anatomo-pathologie dans son service, mais en même temps par sa courtoisie, son sens des relations publiques, son don inné de négociateur.

À la retraite du professeur Jean Lenègre, Yves Grosgogeat avait été accueilli par Jean Faquet, alors chef du service de cardiologie de la Salpêtrière. Jean Faquet, était un personnage hors du commun, apparemment sceptique, revenu de tout, en réalité très curieux des nouveautés et à l'origine de grandes innovations en France tels les cathétérismes cardiaques, la rythmologie, dont il avait fondé une des premières unités avec les docteurs Frank et Fontaine. C'est d'ailleurs lui, comme nous l'avons vu, qui nous avait confié l'un de ses malades pour la première greffe cardiaque européenne que nous avons effectuée avec Gérard Guiraudon, l'un de ses anciens élèves. Entrant dans le service de Jean Faquet, Yves Grosgogeat sut acquérir l'autorité suffisante pour recevoir, à la retraite de son patron, la direction du service. Yves Grosgogeat nous faisait l'amitié de nous confier ses malades à opérer et notre collaboration était aussi étroite que chaleureuse.

Un autre service hospitalier nous confiait régulièrement ses malades, celui d'André Mathivat, un des tout premiers élèves de Jean Lenègre. Il avait pris la direction du service de cardiologie du nouvel hôpital Ambroise Paré à Boulogne-Billancourt. Son assistant était Jean-Pierre Bourdarias que j'avais connu chez Jean Lenègre, où il s'orientait plutôt vers les explorations hémodynamiques et la cardiologie interventionnelle. J'appréciais son esprit curieux, méthodique, inventif, sa franchise et son amitié sans faille.

Pour ceux de nos malades qui, dans les suites opératoires, avaient besoin d'une réanimation lourde, de plusieurs semaines parfois, telle l'aide d'un rein artificiel ou d'une respiration assistée, nous avions recours aux compétences de Claude Gibert, qui avait créé à l'hôpital Bichat un service de réanimation exemplaire par l'agencement de ses locaux, le choix de son personnel, l'état d'esprit qui y régnait et la qualité inégalée des soins qu'il donnait. Là aussi notre collaboration était sans ombre.

Ainsi une coopération étroite s'était établie entre ces quatre services, chaleureuse et complémentaire. Mais leur dispersion dans des hôpitaux très distants nuisait à leur coordination.

On pourrait s'étonner que les filières de soins, dans une même discipline comme la cardiologie, soient dispersées dans différents hôpitaux au lieu d'être rassemblées dans un même groupe hospitalier. Ce paradoxe apparent a plusieurs explications. Tout d'abord, de même que tout malade peut s'adresser au médecin de son choix, avec qui il a noué des relations de confiance même s'il n'est pas le plus près de son domicile, de même tout médecin hospitalier peut adresser ses malades au chirurgien ou au réanimateur de son choix, même s'il est dans un autre hôpital éloigné.

Dans les hôpitaux, au hasard des rencontres et des contacts, des relations se nouent entre chefs de service, des affinités se révèlent, des habitudes se prennent permettant de travailler dans un esprit de coopération. Bien sûr, de telles relations peuvent se créer à l'intérieur d'un même hôpital, c'est vrai dans la plupart des services, par exemple les services généraux, biologie, pharmacie, radiologie. Mais si l'un des chefs d'un service clinique est promu dans un autre hôpital, il ne va pas rompre tous les liens avec les collègues cliniciens qu'il quitte. Il arrive aussi qu'une discipline ne trouve pas son complément sur place. Ainsi dans nombre d'hôpitaux de l'Assistance publique existe un service de cardiologie sans service de chirurgie cardiaque.

Enfin, quand un nouvel hôpital est créé, l'administration centrale de l'Assistance publique prend soin de contacter la plupart des chefs de services qui devront l'occuper, mais la construction en est souvent très longue, 10, 15, 20 ans. Entre-temps, certains de ces chefs de service pressentis partent à la retraite, d'autres ont trouvé des promotions ailleurs. Finalement, à l'ouverture de ce nouveau centre, se retrouvent des services qui n'ont jamais travaillé ensemble et qui gardent leurs correspondants habituels.

L'idée de regrouper nos quatre services dans un même hôpital et dans un même bâtiment, comme cela s'était produit dans certains pays comme le Canada que j'avais visité, me venait souvent à l'esprit et je m'en étais ouvert à Iradj Gandj-bakhch. Il ne s'agirait pas de rassembler dans un même lieu toute la cardiologie parisienne, comme cela avait été fait avec plus au moins de bonheur dans de grandes villes de moindre population. Dans la capitale, il ne saurait être question d'un centre unique, mais de constituer seulement quelques pôles en y regroupant les services de médecine, de chirurgie et de réani-mation qui avaient l'habitude de travailler ensemble. Notre centre serait le premier de ces pôles, un centre à titre expérimental en quelque sorte.

Une telle conception offrait de nombreux avantages. Avantages pour les malades qui, au lieu d'être transférés de service en service au fur et à mesure de leurs traitements, en médecine pour le diagnostic et les explorations, puis en chirurgie pour l'opération, enfin si nécessaire dans un service de réanimation lourde, resteraient dans le même centre. Ce ne serait plus les malades qui se déplaceraient pour rencontrer les médecins, mais les médecins qui seraient rassemblés autour des malades.

Avantages pour les médecins, car ils pourraient facilement se consulter sur chaque cas particulier sans avoir à se déplacer d'un hôpital à un autre. Ainsi, les chirurgiens pourraient rencontrer leurs futurs opérés sur place dans les services de médecine avant l'intervention, et les médecins pourraient, après les opérations, suivre sur place également les malades qu'ils avaient adressés au chirurgien.

Avantages économiques, puisque ce centre permettrait de grouper les appareillages, lourds et très coûteux, devenus indispensables dans le traitement des maladies cardiaques. De même on utiliserait un dossier unique, commun, évitant les redites et sa reconstitution à chaque changement de service ou d'hôpital. Enfin, un tel centre éviterait de refaire les examens, puisque ceux-ci auraient été tous effectués dans les mêmes laboratoires sur le même lieu et seraient ainsi parfaitement comparables tout au cours de l'hospitalisation et du traitement.

Un centre ainsi conçu ferait de la cardiologie médicale et chirurgicale une discipline unique, permettant aux jeunes médecins en formation d'avoir une vue globale de leur spécialité et de pouvoir choisir en toute connaissance de cause leur orientation en cardiologie médicale, interventionnelle, chirurgicale ou en réanimation. Ils conserveraient de cet apprentissage commun une réflexion commune sur chaque dossier et offriraient à chaque malade les combinaisons thérapeutiques les plus appropriées à leur cas personnel.

Dans un projet de ce type, il ne faudrait pas oublier non plus le confort hospitalier. Il est habituel en effet d'entendre les malades louer les soins reçus, mais se plaindre simultanément d'un accueil et d'un confort hôtelier déplorables. C'est ainsi que l'idée d'un hôtel à l'hôpital que j'avais depuis longtemps refit surface. Séparer la partie technique de la partie hébergement n'aurait que des avantages, elle permettrait tout d'abord d'accueillir les malades dans de meilleures conditions, au lieu de les obliger à attendre dans des files parfois longues et pénibles. Ensuite, lorsque les malades ne seraient ni en consultation, ni en exploration, ni en opération, ni en réanimation, ils logeraient dans une chambre d'hôtel qui leur donnerait toutes les facilités que l'on peut désirer lorsque l'on n'est pas chez soi.

La restauration que critiquent également souvent les malades serait assurée d'une façon normale. On m'objectera que cela pourrait être contraire au régime. En réalité, une hospitalisation ne dure souvent qu'une huitaine de jours, et si l'on observe ce régime pendant ces quelques jours seulement alors qu'on fait ce qu'on veut pendant tout le reste de l'année, ce régime ne sert pas à grand-chose. Il vaut mieux que chacun puisse, avec les conseils appropriés, décider lui-même la façon de s'alimenter.

La famille pourra aussi avoir un accès plus facile et plus agréable auprès de son parent hospitalisé et même, si elle habite au loin, la possibilité de s'offrir une chambre dans l'hôtel. De plus, si certains malades voulaient rester encore sous surveillance, après le temps jugé nécessaire par les médecins, ce que j'ai souvent constaté, ils pourraient, bien entendu, à un tarif qui serait cette fois un tarif d'hôtel, prolonger leur séjour. Ce dispositif n'empêcherait pas les médecins et les infirmières de venir rendre visite à leurs patients dans leur chambre et de leur prodiguer les soins nécessaires. Enfin, cette institution hôtelière aurait l'intérêt de pouvoir loger les médecins étrangers de passage, et, pour un délai plus long, certains jeunes praticiens en stage de formation dans le centre.

Cette idée de l'hôtel n'était pas originale. L'Assistance publique avait tenté de la réaliser dans un certain nombre de ses hôpitaux ; les résultats n'avaient pas toujours été positifs, car l'hôtel avait été ajouté après la conception hospitalière et en dehors d'elle. Il était ainsi difficile de faire sortir les malades d'un service hospitalier pour les mettre dans un hôtel, car on diminuait le sacro-saint « taux d'occupation » des services, ce qui entraînait une perte financière pour l'administration rétribuée selon le nombre de journées d'hospitalisation et donnait aussi aux médecins l'impression que leurs services étaient en partie vides et la crainte d'une réduction du nombre de soignants. Dans notre projet, le problème serait tout à fait différent puisque la partie hôtelière serait comprise dans la structure même de l'hôpital et les lits hôteliers pour la plupart seraient administrativement des lits classiques d'hospitalisation.

Ainsi, à force d'être discuté entre nous, ce projet d'un centre de cardiologie s'imposait de plus en plus comme une évidence. Or, où mieux le réaliser qu'à la Pitié-Salpêtrière, un des plus grands centres hospitaliers d'Europe dans l'une des plus grandes métropoles dotée de tous les moyens de communication désirables ? Avec l'accord de mes amis médecins et chirurgiens, je m'en ouvris au directeur de l'hôpital, monsieur Franchi, qui me conseilla, s'agissant d'un projet aussi important, d'aller en parler au directeur général de l'Assistance publique.

Mon premier rendez-vous

Il en est de certaines entrevues comme des parties de pêche, on ne sait jamais où cela peut mener. Quand j'entrai dans le bureau du directeur général de l'Assistance publique, au mois de juillet 1986, j'étais loin d'imaginer dans quelle aventure je me lançais.

Je connaissais bien notre directeur général, monsieur Choussat, qui venait d'être nommé quelques mois auparavant. Il m'avait invité à dîner avec une vingtaine de mes collègues pour nous inviter à dynamiser l'Assistance publique. Une telle initiative était suffisamment rare de la part d'un directeur général pour être encouragée. La démarche que j'effectuai pour lui proposer un centre de cardiologie correspondait tout à fait à sa demande.

Ce 8 juillet 1986, j'entrai dans l'antichambre directoriale et fus introduit dans le bureau en passant la double porte capitonnée, signe distinctif des hautes instances administratives. Monsieur Choussat me reçut très chaleureusement. Grand, maigre, le visage énergique et décidé, c'était un inspecteur des Finances, ancien directeur du Budget, qui avait demandé ce poste de directeur général de l'Assistance publique car il était désireux d'y introduire les innovations nécessaires. Je lui exposai donc en détail notre projet.

« Fort bien, me dit-il, voilà une initiative très intéressante et à coup sûr je serais heureux de la réaliser. Le point favorable est que nous avons sur le site de la Pitié-Salpêtrière un terrain disponible de 8 000 m^2, après les expropriations que nous avons faites près de la rue Bruant. Le point défavorable, c'est que la construction de ce centre coûtera certainement de l'argent et je n'ai pas un sou pour cela. Circonstance aggravante, ajouta-t-il, ce projet n'a pas été envisagé dans le nouveau plan directeur des prochaines années. Je ne vois donc pas comment vous aider. »

Ce fameux plan directeur de l'Assistance publique est établi tous les cinq ans pour une période équivalente, et il comprend le financement des grandes opérations immobilières, nécessaires et acceptées. En dehors de ces programmes, sauf urgence, rien ne peut être réalisé à l'Assistance publique.

Voyant ma déception, le directeur général concéda, en me raccompagnant à la porte de son bureau : « Mon cher professeur, si vous m'amenez l'argent, alors nous le construirons ce centre de cardiologie. »

Dépité et furieux, je rentrai à la Pitié-Salpêtrière et j'annonçai la mauvaise nouvelle à mon ami et adjoint, Iradj Gandjbakhch.

« Et en plus, il a eu le culot de me dire que si je lui amenais l'argent, il le construirait, et tout ça la main sur l'épaule, en me raccompagnant à la porte !

— Mais l'argent, ça se trouve ! me répliqua Iradj Gandjbakhch.

— Ah oui ! Et où ?

— Eh bien ! Demain je vous amène la liste des grandes fortunes de France, et nous les solliciterons. »

Le lendemain, il me présentait une liste de quelque deux cents noms classés par ordre alphabétique. Nous parcourûmes la liste des A. Rien de satisfaisant.

« Voyons les B ! »

Nous tombons en arrêt devant un nom : Bouygues.

« Voilà ! dit Iradj. Bouygues a de l'argent et en plus il construit, il faut le voir !

— Tu plaisantes, tu m'imagines aller voir monsieur Bouygues et lui dire : "Cher monsieur, construisez-nous un centre de cardiologie !" ? »

Iradj ne me répondit pas, mais quelque temps plus tard il m'annonça :

« Voilà, nous avons rendez-vous avec Francis Bouygues dans quinze jours ; je vous y conduirai. »

Incrédule, un jour d'octobre 1986, me voilà parti avec Iradj voir le président-directeur général de la société Bouygues, logée à l'époque dans un grand bâtiment moderne à Clamart, près de Paris. Dans le hall d'entrée, nous prenons l'ascenseur qui nous amène non pas à l'étage directorial, mais à l'étage sous-jacent. J'appris que c'était la coutume dans ces grandes sociétés. Une secrétaire nous reçut fort aimablement et nous dit : « Monsieur Bouygues va vous recevoir dans quelques instants. »

En effet, quelques minutes plus tard, elle nous conduisit à l'ascenseur privé du président et nous amena devant la porte d'entrée de son bureau. Immense, grandiose pièce... une grande table centrale, avec une série de sièges disposés tout autour, un énorme poste de télévision (Francis Bouygues venait d'acheter TF1) et un bureau directorial imposant. Debout à son côté, Francis Bouygues nous attendait.

C'était la première fois que je rencontrais ce patron d'une des plus grandes et des plus réputées entreprises françaises. Grand, un peu étoffé, pris dans un costume bleu-gris à la coupe parfaite, le visage légèrement arrondi, hâlé, éclairé d'un sourire chaleureux, monsieur Bouygues nous pria de nous asseoir face à son bureau.

« Eh bien ! Messieurs les Professeurs, exposez-moi le but de votre visite ! »

Après un regard encourageant d'Iradj, un peu impressionné tout de même, je commençai à expliquer notre projet hospitalier. Francis Bouygues m'écouta sans un mot, calme, immobile, impénétrable.

« Bien ! dit-il, après que j'eus terminé mon exposé que je m'efforçais de rendre le plus convaincant possible. Il faut que vous sachiez d'abord que j'ai été opéré il y a neuf ans d'un cancer du poumon. Je n'en parle pas souvent, mais je n'en fais pas un secret. Je sais qu'une telle survie après ce genre d'affection est rare, aussi ai-je décidé qu'un jour, en reconnaissance, je ferai un geste pour la médecine. Vous m'en donnez l'occasion. Je ne vous dis pas que je vais me mettre à construire immédiatement votre centre, mais je vais faire étudier très précisément ce projet par un de mes collaborateurs. Je vous donnerai ma réponse dans trois mois. Merci de votre visite, messieurs les Professeurs, je vais vous faire reconduire. Je fais appeler votre chauffeur ? »

Iradj et moi nous regardâmes, un peu interloqués par cette méprise sur notre train de vie.

« Monsieur le Président, dis-je, nous n'avons pas de chauffeur, nous préférons conduire nous-mêmes.

— À votre guise, dit-il, mais vous savez, un chauffeur, c'est bien utile ! »

Revenu à la Pitié, j'étais un peu dubitatif sur le succès de notre démarche. Mais Iradj, lui, était très optimiste :

« Vous voyez, il ne nous a pas dit non, ça va marcher ! »

En effet, quelques jours plus tard, nous vîmes arriver dans notre service de chirurgie un jeune polytechnicien, Xavier Gorge, qui se présenta ainsi :

« Je suis envoyé par monsieur Bouygues pour étudier votre projet de centre de cardiologie.

— Bien sûr ! Soyez le bienvenu ! Que voulez voir et savoir ?

— Je ne vous importunerai pas, je vous demande seulement la permission de venir avec quelques collaborateurs pour juger sur place de la situation et de la faisabilité du projet.

– Bien entendu », répondis-je, un peu étonné tout de même par la tournure des événements.

La proposition Bouygues

C'est ainsi que, pendant les trois mois suivants, ces messieurs visitèrent, interrogèrent, prirent des notes, consultant les médecins, les infirmières, les malades, nos correspondants médicaux. De temps à autre, ils venaient nous voir, Iradj et moi, pour nous demander des précisions. Puis, à la date dite, nous reçûmes une invitation de Francis Bouygues à venir le rencontrer dans son bureau, à Clamart. L'entretien fut une nouvelle fois bref et précis :

« Monsieur le Professeur, j'ai fait étudier votre idée. Elle est fort intéressante et réalisable. Je vais m'en occuper. Laissez-moi neuf ou dix mois pour réunir tous les corps de métier et préparer un projet que je soumettrai à votre approbation. Faites-moi confiance et comptez sur moi ! »

Et il nous fit raccompagner, sans évoquer cette fois l'existence éventuelle de notre chauffeur. Stupéfaits mais ravis, nous nous empressâmes de prévenir nos amis, Yves, Jean-Pierre et Claude, qui restèrent assez dubitatifs.

« Attendons, nous verrons bien », nous prévint Claude Gibert.

Nous ne fûmes pas déçus ; dix mois plus tard, nous reçûmes une invitation de Francis Bouygues pour le samedi

16 novembre 1987 au restaurant l'Ermitage à Meudon-la-Forêt. Francis lui-même n'était pas là, il se fit excuser, mais toute une équipe nous attendait. Aux membres fondateurs qui se trouvaient invités, les professeurs Jean-Pierre Bourdarias, Claude Gibert, Yves Grosgogeat, Iradj Gandjbakhch et moi-même, le responsable de l'équipe annonça que notre projet avait été pris en compte et étudié dans ses moindres détails, et qu'un programme précis avait été établi.

Alors, pendant toute la matinée, se succédèrent les spécialistes. L'architecte, monsieur Valentin, nous expliqua, plans à l'appui, comment il voyait la réalisation du bâtiment, étage par étage, depuis les deux sous-sols comprenant un parking, jusqu'au 6ᵉ étage, hauteur autorisée dans le quartier. On nous expliqua ensuite la disposition des locaux à l'intérieur de chaque étage, au rez-de-chaussée les consultations, au 1ᵉʳ étage les explorations avec la réanimation lourde adjacente, au 2ᵉ étage l'hospitalisation en soins intensifs, au 3ᵉ étage les salles d'opération, de stérilisation et leurs annexes, au 4ᵉ étage d'autres chambres d'hospitalisation, au 5ᵉ étage, les bureaux de tous les médecins et des cadres hospitaliers, et enfin au 6ᵉ étage les unités de recherche que nous désirions avoir dans le centre. On nous fit ensuite l'inventaire du matériel médical mais aussi hospitalier et de maintenance. Un spécialiste nous parla du personnel médical, infirmier, hospitalier, de la circulation de l'information à l'intérieur du bâtiment avec une part bien entendu très importante de l'informatique – il s'agissait de faire, comme le disaient les experts, un bâtiment « intelligent ». Enfin monsieur de Kervasdoué, qui venait de quitter son poste de directeur des Hôpitaux au ministère de la Santé, nous expliqua sa conception de l'accueil et de la circulation des malades.

Il devrait y avoir trois filières : une filière dite « froide », la filière heureuse des malades qui n'avaient aucun problème grave ni aucune complication opératoire, la filière « tiède » des problèmes plus importants à l'arrivée ou dans les suites, enfin la filière « chaude » des cas les plus lourds et les plus dramatiques. Distinguer une filière « tiède » d'une filière « chaude » ainsi définies rendrait le travail des infirmières plus régulier et plus prévisible, elles sauraient à l'avance à quoi s'attendre et n'auraient pas le stress brutal d'une complication inopinée et toujours péniblement vécue.

Le confort des patients avait aussi été pris en compte, l'idée d'un hôtel hospitalier avait été concrétisée dans le projet sous forme d'un bâtiment annexe accolé au bâtiment principal et relié par des passerelles à tous les étages. Comme nous l'avions recommandé, les lits hôteliers destinés aux malades furent bien inclus dans le nombre total des lits hospitaliers autorisés par l'Assistance publique dans ce centre de cardiologie. L'époque en effet était à la diminution des lits hospitaliers en raison du raccourcissement des séjours qui, même dans notre discipline assez lourde, n'excédaient pas huit à dix jours. Il ne nous était donc autorisé qu'un nombre de lits égal ou inférieur à celui des différents services qui seraient transférés dans l'Institut. C'était le principe d'un transfert « à lits constants ».

Notre réunion de travail se poursuivit ainsi toute la matinée. L'après-midi, l'équipe Bouygues sollicita nos avis et nos critiques éventuelles. Celles-ci furent très minimes, l'étude avait été magnifiquement menée. Avant de se séparer, on nous demanda de présenter au directeur de l'Assistance publique la proposition de monsieur Bouygues.

Quelques jours plus tard, chargé de cette mission, j'entrais triomphant dans le bureau de Jean Choussat :

« Monsieur le Directeur général, vous m'avez demandé des sous pour le centre de cardiologie, je les ai. Monsieur Bouygues vous offre de le construire à ses frais, sans rien demander à l'Assistance publique.

– Ah ! dit monsieur Choussat, alors dans ce cas, il faut l'inviter à déjeuner. »

L'accord des tutelles et des syndicats

L'invitation à déjeuner nous réunit, nous, les médecins dits « fondateurs », avec Francis Bouygues et Jean Choussat dans son appartement de fonction de l'Assistance publique, quai de la Tournelle. Les choses sérieuses furent abordées au dessert.

« Monsieur le Directeur général, dit Francis Bouygues, ces messieurs les Professeurs vous ont rapporté fidèlement mon offre. Vous avez un terrain disponible à la Pitié-Salpêtrière et je vous propose que la société Bouygues construise à ses frais le centre de cardiologie dont je vous soumets le projet. Vous allez me dire que mon offre de construire un bâtiment, c'est bien, mais que le fonctionnement de ce centre sera très coûteux, et peut-être même ne sera pas équilibré par les recettes. Eh bien ! Je m'offre à vous rembourser les déficits s'il y en a et vous garantir ainsi le fonctionnement pendant cinq ans. J'ai toute confiance dans la compétence des médecins et du personnel de l'Assistance publique qui travailleront dans ce centre. Mais vous savez mieux que moi combien les contraintes de la gestion publique sont lourdes et paralysantes. Aussi, je ne mets qu'une seule condition à mon offre, ce centre bien entendu restera dans le giron de l'Assistance publique et en relation avec la Faculté de médecine, mais je vous demande de le faire gérer selon le droit privé par une société que vous choisirez. »

Le directeur général, jusque-là très intéressé et ravi, changea d'expression à l'énoncé de ces derniers mots : « Mais, monsieur Bouygues, vous n'y pensez pas ! Je n'ai rien contre une gestion de droit privé, mais que diront mes ministères de tutelle ? Et les syndicats… Ils ne seront jamais d'accord et ne me le permettront pas. »

Francis Bouygues, impassible, se tourna alors vers moi : « Monsieur le Professeur, vous voyez ce qu'il vous reste à faire ! »

Sur ce, nous nous séparâmes et je rentrai à la Pitié avec Iradj Gandjbakhch. Les démarches qu'on nous demandait d'effectuer ne nous étaient en rien familières et nous requîmes l'avis de maître Boccara, docteur en droit, avocat à la Cour, que nous connaissions et qui s'était mis momentanément au service de notre cause. Il nous conseilla de commencer par les tutelles et donc en premier lieu par le ministre de la Santé.

Le jour du rendez-vous, je me présentai à l'étage ministériel avenue de Ségur. Mon inexpérience totale des milieux politiques me fit commettre une grosse bévue. J'attendais dans l'anti-chambre quand une jeune femme vint me chercher. Intimidé, je suivis cette charmante hôtesse qui entra dans le bureau du ministre, s'assit dans son fauteuil et, à ma grande surprise, se présenta : « Je suis Michèle Barzach, ministre de la Santé. Monsieur le Professeur, que me voulez-vous ? »

Je dois l'avouer, à ma grande honte, ma première réaction fut de penser : « Nous avons indiscutablement une fort jolie ministre de la Santé, mais maîtrise-t-elle bien tous les problèmes complexes de sa tâche ? » Madame Michèle Barzach, avec laquelle je devins par la suite très ami, était elle-même docteur en médecine et maîtrisait parfaitement les problèmes de santé. Sa vivacité d'esprit, son intelligence brillante lui permirent de saisir immédiatement le but et tout l'intérêt du projet que je lui présentai.

Elle en récapitula les points essentiels.

« L'idée de regrouper au même endroit et dans le même bâtiment tous les médecins impliqués dans le diagnostic et le soin des malades atteints d'affections cardiovasculaires me paraît pour les malades eux-mêmes une excellente solution, mais c'est aussi pour les administrateurs de l'Assistance publique un argument financier majeur. Elle permet de regrouper des appareillages fort coûteux, dispersés en différents endroits et parfois en double. Vous avez un terrain disponible à la Pitié-Salpêtrière. Francis Bouygues est d'accord pour construire le centre, le problème financier est résolu.

« Reste la question de la gestion de droit privé confiée dans le cadre de l'Assistance publique à une société que nous choisirions. Personnellement je n'y suis pas hostile, au contraire, mais ajouta-t-elle avec son très léger zézaiement qui la rendait encore plus séduisante, sur ce point votre projet demanderait à être mieux ficelé. Pour ce sujet qui ne me concerne pas, je vous conseille d'en parler à Édouard. »

Édouard, c'était évidemment Édouard Balladur, à l'époque ministre de l'Économie, des Finances et de la Privatisation. Je remerciai chaleureusement Michèle Barzach de son écoute aussi amicale et je suivis son conseil. J'obtins assez facilement l'entretien désiré avec le ministre de l'Économie. À la minute précise qui m'avait été fixée pour le rendez-vous, Édouard Balladur ouvrit la porte de son bureau qui donnait dans l'antichambre où j'attendais et, avec sa courtoisie habituelle, m'annonça : « Bonjour, monsieur le Professeur, je suis ravi de vous recevoir, mais malheureusement mon emploi du temps très chargé ne me permet pas de vous consacrer plus de huit minutes. »

J'avais été prévenu à la fois de l'exactitude et de la concision de notre ministre et je ne fus donc pas surpris par cette entrée en matière. J'avais d'ailleurs préparé ma demande en conséquence, en insistant surtout sur le problème de la gestion privée.

Après mon rapide exposé, Balladur fut clair : « Cette idée ne me dérange aucunement, au contraire. Vous savez qu'avec le gouvernement nous sommes engagés dans la privatisation d'un certain nombre d'entreprises publiques. C'est pourquoi je ne m'opposerai pas à l'expérience que vous me proposez dans le cadre de l'Assistance publique. »

Les huit minutes étant écoulées, je me levai. Édouard Balladur ne m'avait en réalité apporté aucune aide. Mais il allait se servir de moi car, en me donnant congé, il me glissa : « Je donne dans quelques jours une conférence de presse à ce sujet, venez donc présenter votre projet, mon service de presse vous renseignera. »

Quelques jours plus tard, effectivement, je reçus une invitation pour la conférence de presse d'Édouard Balladur, le 16 avril 1987. J'exposais mon projet et j'insistais sur les avantages d'une gestion privée. Le ministre voulut bien saluer ce projet comme une initiative originale, méritant sa mise en œuvre à titre d'expérience. À la fin de la conférence de presse, j'allais le remercier ; il me confirma son soutien et ajouta : « Dites-en donc un mot à l'occasion à monsieur le Premier ministre. Cela l'intéressera sûrement. »

En rentrant à la Pitié, je pensais qu'on en faisait un peu trop et qu'on nous manipulait. Je m'en ouvris à Iradj Gandjbakhch et à mes amis Claude et Yves.

« Pas du tout ! me dirent-ils. Allez donc voir le Premier ministre ! Il faut recueillir tous les appuis possibles. »

Je sollicitai donc un entretien avec le Premier ministre, qui, je dois le dire à ma grande surprise, me fut facilement accordé. Je me présentai à l'hôtel Matignon et, après avoir satisfait aux obligations rituelles auprès du service de sécurité, je fus guidé vers l'escalier. Un peu impressionné tout de même, je montai les marches menant au bureau du Premier ministre. En haut, j'y rencontrai l'huissier qui, après quelques minutes que je mis à profit pour bien préparer mon discours, m'introduisit dans une pièce monumentale au fond de laquelle brûlait un grand feu de cheminée. Derrière un imposant bureau, une grande silhouette se leva et, en quelques enjambées, me rejoignit. Elle me tendit une main très amicale et m'annonça : « Bonjour, monsieur le Professeur, je suis Jacques Chirac, Premier ministre. »

C'était la première fois que je rencontrais le Premier ministre. Grand, mince, chaleureux, il portait alors ses lunettes à grosse monture noire qui lui donnaient un air sévère. Mais ce qui me frappa surtout c'est qu'il était plus grand que moi, ce dont je n'avais pas l'habitude. Nous nous assîmes devant le feu de bois et je lui exposais mon projet. Il m'écouta avec une très grande attention, à son habitude comme je l'appris plus tard. Cela me surprit néanmoins de la part d'un Premier ministre qui devait avoir beaucoup d'autres choses à faire. Quand j'eus terminé, il m'interpella avec son phrasé particulier :

« Monsieur le Professeur, votre projet me plaît ! Et je vous aiderai à le réaliser. Nous sommes à la veille de l'élection présidentielle et j'y serai candidat. Pour vous apporter l'appui que je vous promets, il faudrait que je sois élu.

— Ah, bien sûr ! répondis-je tout heureux d'avoir un soutien, il faudrait que vous soyez élu.

— Oui, mais je ne peux pas le faire tout seul ! Il faut que l'on m'aide.

— Bien sûr, il faut que l'on vous aide.

— Il faut que vous aussi vous m'aidiez !

— Moi, monsieur le Premier ministre ! Mais je ne suis rien, je n'ai aucun poids politique, je ne me suis jamais engagé dans ce domaine !

— Pas du tout ! Vous pourrez m'être très précieux et pour commencer, si vous voulez me faire plaisir, allez donc vous inscrire à mon comité de soutien ! Mon directeur de campagne vous renseignera. »

Et, la main sur mon épaule, il me raccompagna jusqu'au seuil de son bureau.

Ne m'intéressant pas à la politique, je ne connaissais que fort peu Jacques Chirac, pour ainsi dire pas, mais je fus d'emblée conquis, comme tous ceux qu'il reçoit ou rencontre par son don de sympathie irrésistible. De plus, il adhérait à notre projet, il n'y avait donc plus d'obstacles du côté des tutelles. Du moins à condition que Chirac fût élu président de la République. J'allai donc m'inscrire au comité de soutien de Jacques Chirac et j'eus droit à une séance de photographie.

De retour à la Pitié, il fut convenu que pour équilibrer les appuis politiques, il serait bon de solliciter l'avis du président de la République.

« Une minute ! fis-je. Mes bons amis, où cela va-t-il finir, à la Maison-Blanche ou au Vatican ? »

Pourtant, grâce à Claude Gibert, le rendez-vous présidentiel fut obtenu. Cela devenait une affaire d'État. Avec Iradj et Claude cette fois, nous franchîmes les portes de l'Élysée, parcourûmes la cour pavée, tout de même sans garde d'honneur, et fûmes conduits par un huissier jusqu'à l'antichambre présidentielle où, devant le bureau de Jacques Attali, qui était en train d'écrire, on nous pria de nous asseoir. Durant l'attente prolongée qui s'ensuivit, intimidés, nous restions silencieux sur nos chaises. Mais le spectacle ne manquait pas d'intérêt. Nous vîmes défiler quelques-uns des plus hauts dignitaires du régime, Pierre Mauroy, Jack Lang, Pierre Bérégovoy, entrant ou sortant du bureau présidentiel ou passant saluer Jacques

Attali, qui, imperturbable, continuait d'écrire tout en gardant un œil sur nous.

Enfin ce fut à notre tour, nous fûmes présentés au président qui nous fit asseoir et s'installa lui-même sur un canapé que je reconnus immédiatement. C'était celui sur lequel il se tenait durant les entrevues officielles qu'il accordait. Je n'avais jamais encore approché François Mitterrand. Ce qui me frappa tout d'abord, ce fut la pâleur de son visage. Ses ennuis de santé n'étaient pas encore connus, mais cette pâleur, aux dires de ses proches, lui était assez naturelle. La seconde impression que donnait le président était sa réserve, presque glaciale, bien loin du contact chaleureux ressenti avec Jacques Chirac. J'essayai en expliquant notre projet de détendre l'atmosphère, de faire sourire François Mitterrand, mais cela ne paraissait pas facile. Enfin le président prit la parole : « Ce projet est certes intéressant et mérite d'être mené à terme mais pourquoi faire appel à monsieur Bouygues ? Cette réalisation est à la portée des caisses de l'État. Orientez-vous plutôt de ce côté ! »

Cette réponse n'était pas inattendue de la part d'un président socialiste à qui le recours au financement et à la gestion privés dans le domaine public ne souriait guère. Plus tard, quand je lui fis part de cette position, Édouard Balladur me répondit : « Ah ! À la portée des caisses de l'État ? Certes ! Mais en attendant, acceptez donc la proposition de monsieur Bouygues. »

À la suite de l'entrevue présidentielle, nous étions tout de même rassurés. La réponse du chef de l'État n'était pas négative, le président n'était pas en principe contre le projet et nous pouvions continuer à aller de l'avant.

Mais en dehors de notre affaire, en France, la campagne pour l'élection présidentielle de 1988 s'intensifiait. Quelque temps plus tard, j'étais dans mon service lorsqu'on me prévint :

« Monsieur, on vous appelle de l'Élysée !

– Diable ! »

Je pris le téléphone et j'eus la surprise d'entendre :

« Professeur Cabrol ?

– Oui.

– Ici Ségolène Royal.

– Madame, que se passe-t-il ?

– Avez-vous lu le numéro de *Match* de cette semaine ?

– Non, madame.

– Eh bien, regardez-le ! Vous êtes au milieu, en pleine page, et vous dites : "Je vote pour Jacques Chirac."

– Ça alors !

– Ah ! Vous me rassurez. Vous allez démentir, n'est-ce pas ?

– C'est-à-dire… madame… je ne le peux pas… c'est vrai, j'ai promis à Jacques Chirac de voter pour lui.

– Mais enfin, c'est incroyable, vous avez vu le président de la République ! Il vous a reçu, je croyais que vous étiez avec nous ! Enfin c'est impossible, faites quelque chose ! »

Je sentis que la situation devenait périlleuse et, en désespoir de cause, je lançai :

« Mais dans ce cas, que m'offrez-vous pour le centre de cardiologie ?

– Euh, le centre de cardiologie ? Eh bien ! Rien !

– Dans ce cas, madame, je suis désolé… »

La discussion en resta là.

Le tour des tutelles ayant été fait, Jacques Chirac, Premier ministre, étant également maire de Paris et par conséquent président du conseil d'administration de l'Assistance publique, restait à convaincre les syndicats de ne pas s'opposer à notre projet. Le syndicat le plus puissant étant à cette époque sous la coupe du parti communiste, nous décidâmes de prendre l'avis de son Secrétaire général, Georges Marchais. J'obtins un rendez-vous au siège du parti communiste, place du Colonel-Fabien. Je rangeais ma voiture sur la place et m'engageai dans l'entrée basse et large de l'immeuble du Parti, qui m'apparut semblable à un blockhaus. Je m'annonçai à l'accueil et un « camarade » m'accompagna en ascenseur jusqu'au bureau du Secrétaire général au dernier étage du bâtiment. Très vite, je fus introduit.

L'image et l'allure de Georges Marchais étaient bien connues de tous en raison de ses multiples et spectaculaires apparitions à la télévision. Personnellement, son aspect m'apparut très différent de ce que les Français avaient l'habitude de voir. Georges Marchais était grand, au moins aussi grand que moi, et large d'épaules, sa figure était illuminée par un large sourire, et ses yeux d'un bleu très clair attiraient d'emblée la sympathie. Bref, je me sentais immédiatement en confiance et presque comme devant un ami.

La première question que me posa Georges Marchais fut de savoir pourquoi je n'avais pas rentré ma voiture dans le garage du bâtiment où attendait le camarade voiturier. Je prétextai le désir de ne pas gêner et m'excusai de ne pas avoir respecté les chaleureuses habitudes d'accueil de mes hôtes. À mon tour, je demandai au Secrétaire général s'il avait regardé mon projet et ce qu'il en pensait. Georges Marchais me fit alors entrer dans son bureau où j'eus la surprise de retrouver parmi les quelques personnes qui s'y trouvaient un de mes collègues, le professeur Roux, biologiste au centre hospitalier universitaire de Montpellier et membre éminent du comité central du parti communiste.

« Mon ami Roux a étudié le dossier à fond, monsieur le Professeur. Vous pouvez être tranquille et prendre tout l'argent que vous voulez à monsieur Bouygues pour qu'il vous construise ce centre de cardiologie. Nous avons confiance en vous, je suis sûr que vous en ferez bon usage. »

L'entretien fut donc très bref et positif. Je remerciai chaleureusement le Secrétaire général et m'apprêtai à prendre congé.

« Attendez ! me dit Georges Marchais. Nous allons vous faire raccompagner. »

Il appela alors un camarade qui, en bras de chemise, attendait dehors.

« Raccompagne le professeur, dit Georges Marchais… et mets ta veste ! »

L'accueil chaleureux du patron du parti communiste nous encouragea à rencontrer la toute-puissante CGT et son non moins redoutable Secrétaire général, Henri Krasucki. Le rendez-vous fut fixé au siège de la CGT à Montreuil.

« Oh là là ! dis-je à mes amis, je ne vais jamais trouver, je me perds toujours en banlieue.

— Rassurez-vous, me dit Iradj Gandjbakhch. C'est très simple, vous prenez le périphérique, vous sortez à la porte de

Montreuil et là vous ne pouvez pas vous tromper. Le plus grand et le plus bel immeuble que vous voyez tout de suite, c'est celui de la GGT. »

Un peu inquiet tout de même, je partis en avance. Mais en effet à la porte de Montreuil, le siège de la CGT, énorme bâtiment de béton et de verre, dominait le paysage. Instruit par l'expérience et connaissant maintenant l'accueil chaleureux réservé aux visiteurs par les camarades, je contournai le bâtiment et trouvai l'entrée du garage où m'attendait le camarade voiturier qui prit soin de mon véhicule et le gara. Puis il me conduisit au rez-de-chaussée de l'immeuble où je débouchai dans une vaste place intérieure, comme on en voit dans certains grands hôtels américains, et dont les parois latérales montaient tout au long des étages jusqu'à une immense verrière qui éclairait tout l'ensemble.

Nous prîmes un des ascenseurs, véritable bulle transparente s'élevant le long d'une des façades latérales de la place intérieure au milieu de gigantesques plantes grimpantes. « Les plantes ? Œuvre du camarade jardinier ! » me renseigna le guide.

Arrivé au dernier étage, on m'introduisit dans le secrétariat du patron de la CGT. J'étais en avance et monsieur Krasucki n'était pas encore arrivé.

« Il ne va pas tarder, me dit la secrétaire, il est toujours à l'heure. Entrez donc dans son bureau ! »

Le bureau du Secrétaire général de la CGT était au moins aussi vaste, sinon plus, que celui de Francis Bouygues. Ses nombreuses baies vitrées offraient une vue magnifique sur tous les environs, aussi bien sur Paris que sur cette banlieue. De nombreuses œuvres d'art ornaient le bureau, fonctionnel mais meublé avec goût.

Je fus surtout attiré par une magnifique chaîne stéréo et par les nombreux disques rangés sur les étagères, la plupart de musique classique. J'en étais là de ma contemplation étonnée, lorsque j'entendis tousser derrière moi. Le Secrétaire général venait d'arriver. Vêtu de son habituel manteau et coiffé de sa casquette légendaire, dont il se débarrassa tout de suite, Henri Krasucki apparut, drapé dans un costume de bonne coupe.

Sa silhouette et son allure étaient connues de tous. La soixantaine, de taille moyenne, râblé, il avait sous une calvitie déjà franche un visage anguleux éclairé par des petits yeux vifs, perçants, au nez aquilin surmontant une bouche fine qui, pour l'instant, me souriait très aimablement.

« Quel bureau magnifique ! lui dis-je, c'est mieux qu'un bureau de grand patron !

— Mais pourquoi les travailleurs n'auraient-ils pas droit pour leur représentant à un aussi beau bureau que leur patron ? me répondit-il.

— Et les œuvres d'art ?

— Oh ! des cadeaux à la CGT d'ouvriers de tous les pays. Tenez ! Celle-ci a été offerte par des mineurs de Silésie, celle-là par des camarades italiens.

— Mais cette magnifique chaîne stéréo et ces disques…

— Ah ! je n'ai peut-être pas eu l'instruction qu'il faut, mais j'adore la musique, la musique classique, ça me détend. Voulez-vous prendre un thé au miel avec moi, monsieur le Professeur ? »

Un peu étonné, j'acquiesçai et demandai au Secrétaire général les raisons d'une telle boisson.

« C'est pour la voix, mon médecin me l'a recommandée.

— Ah ! La fatigue vocale des meetings !

— Non, pas du tout ! Comme il est 2 heures de l'après-midi et que je dois boire beaucoup, c'est la boisson appropriée. Oui ! Il faut que je commence à surveiller ma santé. Je ne suis plus jeune et j'en ai beaucoup vu… »

Et alors Henri Krasucki se mit à me raconter sa vie.

« Eh oui ! je suis arrivé ici à l'âge de deux ans, avec mes parents venant de Pologne. Nous logions à Belleville et tout ne fut pas toujours rose. François Cavanna, fils d'Italiens immigrés, a raconté son enfance dans *Les Ritals*, moi aussi je pourrais écrire un roman sur les "Polaks". Mais le gamin que j'étais a été immédiatement adopté par le peuple, par le peuple chaleureux de ce quartier bien particulier. Et c'est certainement là, au contact de tous ces gens simples, que j'ai acquis la fibre populaire.

— C'est de là aussi qu'est venue votre vocation syndicale ?

— Non ! Ça c'est autre chose, mon père était ouvrier, un très bon ouvrier d'ailleurs. Mais dans les entreprises où il travaillait, il prenait toujours le parti de ses compagnons contre la direction. Ses patrons successifs lui disaient : "Isaac, je n'ai rien à dire sur ton travail, c'est parfait, mais tu mets la pagaille dans mon atelier, alors je ne peux pas te garder." Mon père était ainsi souvent au chômage, avec toutes les conséquences que ça pouvait avoir sur notre vie familiale. Et moi, enfant, furieux de cette injustice sociale, je me disais, sans savoir très bien ce que cela signifiait d'ailleurs, que quand je serais grand, je serais un leader syndical. Quand j'ai eu 18 ans, ce fut l'occupation de la France par l'armée allemande. J'étais juif, Polonais et communiste. Que pouvais-je faire ? J'entrai dans la Résistance. Je fus pris et déporté.

— C'est terrible ! Comment avez-vous survécu aux camps ?

— Oh ! c'est impossible à dire, il faut l'avoir vécu pour comprendre. Au fil des mois, des années, nous nous sommes peu à peu organisés. Il y avait avec nous d'autres déportés allemands, juifs ou politiques. Et je dois dire qu'un peu avant la libération des camps, nous avions même des armes. »

Cela faisait une heure que Henri Krasucki me parlait et nous n'avions pas encore abordé la question du centre de cardiologie. Je me hasardai :

« Monsieur le Secrétaire général, je vous remercie de votre accueil si amical, mais nous n'avons pas encore parlé de mon projet.

— Oh ! me dit-il, pas de monsieur le Secrétaire général ! Tu m'appelles Henri et tu me tutoies et j'en fais autant pour toi.

— Merci, Monsieur Henri !

— Non ! Pas monsieur Henri ! Henri.

— Bon, Henri, et mon centre de cardiologie ?

— Oh ! Nous avons eu connaissance de ce projet, cela ne nous dérange pas du tout. Du moment que c'est pour soigner les gens, tous les gens. Alors vas-y !

— Merci, Henri. Mais si la direction de la CGT est d'accord, la base, les syndicats de la Pitié ne vont-ils pas protester si c'est Bouygues qui fait le Centre ?

— Ah ! C'est bien possible car la base confond parfois les principes avec le circonstanciel, mais nous veillerons. »

Rassuré par ces paroles encourageantes, je quittai Henri Krasucki. Ce n'était pas la dernière fois que j'allais venir au siège de la GGT. J'y fus invité ensuite très souvent et je dois avouer que je m'y sentais parfaitement bien, et même heureux avec tous les camarades qui ne m'ont jamais discuté leur soutien. Comme avec Henri Krasucki, qui m'a toujours conservé sa confiance et son amitié.

Les démarches que je fis auprès des autres centrales syndicales et de leurs dirigeants, FO, CFDT et CFTC, reçurent aussi un accueil favorable, quoique parfois avec certaines arguties et des réticences, mais aucune ne me laissa une aussi forte impression que celles que j'avais ressenties auprès de Georges Marchais et de Henri Krasucki.

Finalement, il ne semblait pas y avoir d'obstacles, ni de la part des tutelles, ni de la part des syndicats, nous pouvions donc commencer à travailler sérieusement sur le projet.

Fort des avis favorables que je lui rapportai, le directeur général, Jean Choussat, décida de concrétiser nos propositions au cours d'une série de réunions préliminaires avec tous les partenaires du projet. L'Assistance publique, qui avait toujours beaucoup de peine à faire accepter ses réformes par son personnel, profita de l'aubaine pour proposer certaines innovations que nous reverrons : gestion personnalisée du centre, intéressement du personnel, établissement d'un forfait hospitalier pour chaque catégorie de diagnostic et de traitement remplaçant le remboursement du prix de la journée d'hospitalisation.

Monsieur Franchi, le très avisé et expérimenté directeur du groupe hospitalier Pitié-Salpêtrière où devait se construire le centre, en vieil habitué des problèmes qui pouvaient se poser lors de toute innovation à l'Assistance publique, nous suggéra de mettre au courant les médecins et le personnel concerné de notre institution hospitalière. Je pris donc contact d'abord avec le Syndicat des chirurgiens des Hôpitaux de Paris. Curieusement, mes premières demandes de réunion avec ce syndicat furent, sous différents prétextes, refusées ou retardées par son président. Je devais bientôt comprendre la raison de cette attitude.

Le Monde *des embrouilles*

En effet, un mauvais coup se tramait. Le 16 mars 1988, Jean-Yves Nau et Franck Nouchi signaient un article tapageur dans le journal *Le Monde* : « L'Institut du cœur et de la discorde. L'argent du privé dans l'hôpital public. Francis Bouygues va-t-il construire un Institut du cœur à l'Assistance publique ? Cette initiative originale soulève une vive émotion dans les milieux français de la chirurgie cardiaque. » L'article, sans méconnaître le caractère innovant du projet et après en avoir rappelé les grandes lignes, devenait au fil des lignes un violent réquisitoire. Cet article était inspiré par un mémorandum des cinq autres chefs de service de chirurgie cardiaque de l'Assistance publique – Jean-Paul Cachera, Alain

Carpentier, Jean Langlois, Jean-Yves Neveux, Armand Pivnica –, signé également par des chefs de service de chirurgie cardiaque d'hôpitaux privés à but non lucratif (Foch, Marie Lannelongue) et même de cliniques privées (le Bois de Verrière, la Roseraie), et soutenu par un des anciens grands noms de la chirurgie cardiaque parisienne et internationale qui ne m'avait jamais pardonné d'avoir créé un service de chirurgie cardiovasculaire à la Pitié.

Ce mémorandum était adressé au directeur général de l'Assistance publique. Les arguments contre le projet relevaient de la pure mauvaise foi. « Le projet aurait été élaboré dans le plus grand secret en l'absence de toute forme de concertation avec la profession. » Quel sens y aurait-il eu à parler d'un projet avant qu'il ne sorte des limbes ? Quand ce fut le cas, n'avais-je pas sollicité en vain un entretien avec le président du Syndicat des chirurgiens des Hôpitaux pour m'en entretenir avec lui et nos collègues ?

« On vend de la médecine comme on vend de la lessive. Est-il nécessaire de voir la haute finance arriver dans l'Assistance publique pour que cette dernière se réforme ? » Autant que je sache, Francis Bouygues est dans le béton, pas dans le savon ni les coupons. Quant au financement privé de l'hôpital public, Georges Marchais et Henri Krasucki s'étaient montrés infiniment moins sectaires, ils avaient fait preuve de plus de bon sens s'agissant d'une question d'intérêt général.

« Il existe à l'Assistance publique assez de services de cardiologie et de chirurgie cardiaque. Pourquoi glorifier de cette façon une équipe et par là même dénigrer nos propres services de l'Assistance publique ? » Certes, la chirurgie cardiaque était alors en pleine expansion, l'Assistance publique avait créé le pavillon Leriche pour la chirurgie cardiaque à Broussais, un service de chirurgie cardiaque dans un centre Marie Lannelongue rénové, et d'autres à Foch, à Bichat, à Henri Mondor, à Lariboisière, sans compter les nombreuses cliniques privées de chirurgie cardiaque dans la région parisienne. J'avais moi-même applaudi à la création de ces services qui m'apparaissaient nécessaires, j'avais été heureux qu'ils fussent dotés des équipements les plus modernes bien que, pour ma part, j'avais dû créer de toutes pièces, et avec des moyens rudimentaires, une unité de chirurgie cardiaque à la Pitié. Il est vrai que mon maître Gaston Cordier m'avait mis en garde contre la jalousie :

« C'est un sentiment médiocre qui te fait du mal. Ne gêne pas les autres, fais mieux qu'eux. Regarde les coureurs au départ d'un 100 mètres, ils ne se font pas de croche-pieds. Chacun s'efforce de courir plus vite que les autres. Fais de même ! »

En quoi la création d'un Institut du cœur allait leur porter ombrage ? Je ne le saurai jamais.

Les 31 signatures du mémorandum prétendaient que « faire appel aux médias pour financer un tel projet serait une imposture ». Et l'Institut de myologie créé et financé par le Téléthon serait-il lui aussi une « imposture » ? Mes chers collègues et leurs thuriféraires du journal *Le Monde* ont-ils jamais trouvé à y redire ? L'invective est l'argument des médiocres.

« Une expérience pilote ! fulminaient-ils. En est-il besoin pour que l'Assistance publique évolue et s'adapte aux difficultés économiques actuelles ? Faire cohabiter un service ultra-moderne avec des services traditionnels risque de créer une médecine à deux vitesses, une ségrégation sociale des malades. » Quelle confusion mentale ! On nous reprochait, il y a un instant, d'être financés par un mécène privé et maintenant d'être une expérience pilote de l'Assistance publique ! Rien n'empêchait nos chers collègues de faire la même chose que nous puisque ça ne devait pas coûter un sou à l'Assistance publique. Ainsi n'y aurait-il que des services ultramodernes pour tous.

« Un tel projet va créer des lits excédentaires, il faudra fermer un certain nombre de lits dans les autres services de chirurgie cardiaque et de cardiologie. » On sait ce qu'il en était. Le projet était conçu à lits constants, sans création d'un lit de plus que ceux transférés à l'Institut par les différents services de l'Assistance publique qui s'y regrouperaient. Il était même envisagé d'en diminuer le nombre du fait des redondances.

Bien entendu, cet article ne passa pas inaperçu, la presse s'en fit largement l'écho. Non seulement la presse professionnelle comme *Le Quotidien du Médecin* qui titra « La création d'un Institut du cœur, un projet contesté », mais aussi *Le Figaro* qui publia un entretien avec le docteur Pigement, délégué national du parti socialiste chargé de la santé, qui s'effrayait de ce « cheval de Troie de la privatisation du service public hospitalier » et faisait une différence manichéenne entre mécénat béni et parrainage honni, ignorant sans doute que le mécénat est un engagement financier quand le parrainage n'est qu'une posture morale. Quant à Francis Bouygues, il était bel et bien notre mécène et non notre parrain.

Le Figaro, sans méconnaître l'intérêt du projet, nous chargeait à nouveau le 21 mars. « Monopole du Cœur, l'Institut conçu par le professeur Cabrol fait appel à des dons privés et drainerait la plupart des malades. » Quel bonheur s'il pouvait n'y avoir que si peu de malades cardiaques que le nombre de lits prévus dans notre Institut y suffirait ! Hélas ! C'est malheureusement bien loin d'être le cas. Comment peut-on se laisser aller à de telles assertions ?

Un autre journal titrait : « Non à l'hôpital entreprise ! » Et pourtant… Élisabeth Guigou avait désigné quatre sages pour une mission de concertation sur la rénovation des soins de ville. Dans leur rapport remis en 2002, Bernard Brunhes déclarait : « Il faut mettre un terme à l'hypocrisie ambiante et considérer l'hôpital comme une entreprise comme les autres… Qui dit entreprise comme les autres dit management comme les autres… Qui dit entreprise comme les autres dit résultats et profits comme les autres… »

Madame le Docteur Escoffier-Lambiotte, présidente de la Fondation pour la Recherche médicale, s'interrogea : « Le poids de la centralisation, de l'uniformisation et des rivalités fera-t-il échouer le projet avant même son élaboration ? » Eh bien non ! Car la réaction du directeur général Jean Choussat, fut sans ambiguïté. Dans un communiqué de presse, il réfuta le caractère secret et confidentiel de l'élaboration du projet comme d'avoir envisagé le principe de l'appel au peuple. Surtout, il réunit les chefs de service de chirurgie cardiaque qui lui avaient adressé le mémorandum et me convia à cette réunion. Il leur signifia qu'il s'agissait d'un projet de l'Assistance publique et que si l'un d'entre eux y était *a priori* opposé, il lui demandait sa démission. Bien entendu, aucune démission ne fut donnée. Il ajouta que toutes les innovations prévues dans le centre pourraient être introduites dans leurs services, notamment le principe du regroupement des spécialités s'ils le souhaitaient. Ce projet n'était pas destiné à rester isolé, il devait au contraire donner une impulsion à toute la cardiologie de l'Assistance publique. Une série de réunions s'ensuivirent au cours desquelles la plupart des malentendus furent dissipés. Quelques mois plus tard, nous obtenions l'accord de nos chers collègues.

André Fontaine, directeur du journal *Le Monde*, à qui je demandai pourquoi il avait publié un tel article sans avoir recueilli au préalable ma version des faits, eut ce mot de la fin : « On vous avait bien dit, monsieur le Professeur, d'avoir l'accord des tutelles et des syndicats. On a oublié de vous dire : aussi de vos collègues médecins. »

La transformation du projet

L'un des résultats de nos discussions avec les chefs de service de chirurgie cardiaque fut que nous avons dû décliner l'offre généreuse de Francis Bouygues. Lui-même, devant la tournure des événements, s'était fort élégamment retiré. Il désirait faire un cadeau aux médecins, mais en aucun cas créer un problème à l'Assistance publique.

Le centre de cardiologie en tant que tel ne fut pas remis en cause tant son bien-fondé était indiscutable. D'ailleurs l'Assistance publique avait fait sienne cette idée, elle voulait maintenant la généraliser et regrouper la cardiologie dans quatre ou cinq centres où pourraient être rassemblés les équipements coûteux. L'organisation de notre centre fut admise sans changement notable en raison de la qualité et de la rigueur du travail de l'équipe Bouygues et du groupe Sanesco de Jean de Kervasdoué. Le fonctionnement en trois secteurs correspondant à la gravité des malades hospitalisés fut également entériné. Le principe d'un hôtel fut également considéré comme une bonne idée permettant de concilier la prolongation d'une surveillance hospitalière de quelques jours après une intervention importante et l'hébergement éventuel d'une famille habitant des lieux éloignés.

Ce centre ne devait pas être un établissement de prestige coûteux, mais un modèle de rigueur financière. Le principe du forfait hospitalier par pathologies fut donc adopté. C'était une avancée indéniable dans la maîtrise des dépenses de santé.

Il importait en effet d'abandonner le mode de remboursement habituel des dépenses hospitalières. Jusqu'alors, la plupart des établissements de santé facturaient à la Sécurité sociale les frais occasionnés par le diagnostic et le traitement d'un patient sur la base du prix de la journée d'hospitalisation, fixé selon la spécialité quels qu'en soient les examens et les interventions nécessaires. Cela favorisait, entre autres choses, une durée d'hospitalisation indue. Pour le centre, on convint d'adopter le principe du forfait par pathologie. La Sécurité sociale rembourserait à l'hôpital un prix forfaitaire incluant, outre les frais d'hôtellerie, le coût de tous les actes diagnostiques ou thérapeutiques nécessaires, à l'exclusion par conséquent des actes injustifiés ou renouvelés parce que mal faits, de même que les complications évitables. Ce forfait offrait ainsi le double avantage d'obliger l'établissement hospitalier à l'exécution rigoureuse des examens et des soins et d'assurer au malade, sans frais supplémentaires, la garantie d'être soigné au mieux.

Ces modalités nécessitaient l'accord de la Caisse nationale d'assurance maladie et de son directeur. Claude Gibert étant son ami, nous obtînmes un rendez-vous avec Gilles Johanet qui venait de prendre la direction de ce grand organisme. C'était un énarque socialiste réputé pour son intelligence mais également sa fermeté, voire son intransigeance. La Cnam était une gigantesque entreprise de 80 000 salariés distribuant 400 milliards de francs par an à 45 millions de personnes. Gilles Johanet entreprit de la réformer : partisan d'une gestion rigoureuse, il concentra tout le pouvoir administratif entre ses mains. Formidable mécanique intellectuelle selon ses collaborateurs, on le disait injoignable. Il nous reçut fort aimablement. On le disait distant, plutôt froid, or son allure de jeune cadre dynamique nous parut sympathique. Il fut d'emblée favorable au principe du forfait.

« Jusqu'à présent, on payait sans savoir, mais cette fois on saura ce qu'on paye et pourquoi on paye. »

Ce nouveau type de financement par la Sécurité sociale conférait un statut particulier à notre centre expérimental, ce devait être un établissement de soins à but non lucratif lié par convention à l'Assistance publique, administré par un directeur délégué et un conseil.

Ce statut avait à son tour des conséquences sur le recrutement du personnel. Ce personnel, comme le directeur délégué, proviendrait des cadres de l'Assistance publique et serait en position de détachement dans le centre. Nous voulions modifier le mode de recrutement habituel des médecins hospitalo-universitaires ou hospitaliers qui, en particulier pour les chefs de service, étaient imposés non seulement par la Commission médicale consultative du groupe hospitalier et du Conseil de la Faculté concernés, mais également par le siège central de l'Assistance publique sur un vote de sa Commission médicale d'établissement et de son Conseil d'administration.

Ce système aboutissait en général à nommer pour succéder à un chef de service partant à la retraite l'adjoint qu'il s'était donné sur place. Il était difficile pour un médecin, même dans le cadre de l'Assistance publique, de changer de centre hospitalo-universitaire à Paris et pratiquement impossible de migrer d'une ville à une autre. Nous désirions des médecins décidés à travailler dans l'esprit commun du Centre. Nous décidâmes que notre conseil d'administration ferait un premier choix parmi les candidats qu'il soumettrait ensuite à l'Assistance publique et à la Faculté de médecine. Nous avions aussi demandé la possibilité d'engager des médecins libéraux à temps partiel, dans le cadre de contrats à durée déterminée, équivalents de nos attachés hospitaliers. Enfin, tout le personnel médical percevrait le même salaire que dans les hôpitaux publics mais pourrait recevoir une prime au titre de l'intéressement.

Ainsi définis la structure et le fonctionnement d'un tel centre, sa réalisation, sa construction et son équipement demandaient des moyens financiers importants, qui furent évalués à environ 380 millions de francs, somme dont ne disposait pas l'Assistance publique. L'apport de fonds privés était donc nécessaire. Pour recueillir ces financements privés, nous décidâmes de créer une association type loi 1901, Adicare, Association pour le développement des innovations en cardiologie et en réanimation, dont les seuls membres furent à l'origine Jean-Pierre Bourdarias, Yves Grosgogeat, Iradj Gandjbakhch, Claude Gibert et moi.

Alors se posa la question de la structure juridique du futur centre de cardiologie. La nécessité de réunir différents partenaires fit envisager, pour cet établissement à but non lucratif, un groupement d'intérêt public (GIP) introduit par la loi de 1982 sur la recherche scientifique puis étendue au secteur sanitaire et social par la loi sur le mécénat de juillet 1987. Le conseil d'administration de ce GIP comprendrait l'Assistance publique, majoritaire avec 51 % des voix, l'association Adicare 24 %, l'université Paris-VI où se trouvait la faculté de médecine Pitié-Salpêtrière 10 %, l'Inserm 5 %, la Ville de Paris 5 % et la Caisse régionale d'assurance maladie de l'Île-de-France 5 %. Le directeur du GIP serait nommé par le conseil d'administration sur proposition de son président qui était de droit le directeur général de l'Assistance publique. Le GIP ferait évidemment partie intégrante du service public hospitalier et serait soumis à ce titre à l'obligation d'accueillir tous les malades sans discrimination.

Tels avaient été les résultats des réunions de mai à décembre 1988 entre représentants de l'Assistance publique, médecins fondateurs et représentants du Groupe Bouygues. Pour faire cesser la polémique avec mes collègues, Francis Bouygues avait renoncé à offrir le centre à l'Assistance publique. Mais c'est bien volontiers qu'il mit à sa disposition tous les plans et les études qu'il avait fait faire de même que ses collaborateurs qui les avaient réalisés. Les réunions longues et laborieuses ne furent pas sans âpres discussions. Enfin, nous avions abouti à un accord. Il restait à soumettre ce projet à l'approbation, d'abord des différentes instances de l'Assistance publique et du ministre de la Santé.

Jacques Chirac ayant perdu les présidentielles puis les législatives, madame Barzach avait été remplacée au ministère de la Santé par Léon Schwartzenberg, sous l'autorité de Claude Évin, ministre de la Solidarité, de la Santé et de la Protection sociale. Les fonctions de Léon Schwartzenberg ne durèrent que quelques jours, guère plus d'une semaine car son comportement indépendant, imprévisible et incontrôlable désespéra Claude Évin qui lui demanda de présenter sa démission à Michel Rocard, Premier ministre. Personne ne le remplaça et Claude Évin resta seul maître à bord.

Je fus donc mandaté pour lui soumettre notre projet. Un rendez-vous ne nous fut accordé qu'au début du mois de juillet 1989. Claude Évin me reçut avec ses deux conseillers médicaux, le professeur Bruno Varet – chef du service d'hématologie de l'hôpital Cochin, qui n'entrava pas la marche de notre projet mais ne la facilita pas non plus comme la suite devait me l'apprendre – et le docteur Jérôme Cahuzac – que j'avais autrefois vivement recommandé à mes collègues pour un poste de chef de clinique que je lui fis obtenir. Je crus avoir en lui un ami sûr : il fit tout son possible pour contrecarrer notre projet. Ayant échoué dans sa carrière hospitalo-universitaire, il s'était tourné vers la pratique libérale sans plus de succès et, en désespoir de cause, il s'était lancé dans la politique en militant au parti socialiste. Il fera plus tard une brillante carrière politique comme maire de Villeneuve-sur-Lot, conseiller général et député du Lot-et-Garonne. Ne voyait-il en moi, qui m'étais engagé aux côtés de Jacques Chirac, qu'un adversaire politique, sans aucune considération pour le problème de santé publique posé par notre projet ? C'est bien possible.

Claude Évin était alors un homme jeune, bon chic, bon genre, type gendre idéal, assez beau garçon et d'allure sympathique. En réalité, c'était un député socialiste de Loire-Atlantique sectaire et buté.

Le projet que je lui présentai, fruit de si nombreuses discussions et de mois de travail, était « politiquement correct ». Le nom de Bouygues n'y figurait pas, mais l'idée d'un groupement d'intérêt public ne plaisait visiblement pas au ministre, qui paraissait plutôt frileux en matière d'innovation et peu désireux de s'écarter des sentiers battus. Bref, je sortis déçu de cette entrevue, d'autant que notre projet correspondait parfaitement avec la proposition de réforme des hôpitaux, la énième depuis des années, qu'il avait présentée à l'Assemblée nationale. Ses idées se retrouvaient intégralement dans notre projet, tels le regroupement de services, la responsabilité de gestion, la rigueur financière. Mais manifestement, mon engagement politique passait avant toute autre considération.

Je lui écrivis, comme il me l'avait suggéré, mais il ne me répondit jamais. Je sentais qu'il était en train de geler notre initiative. J'entrepris alors de solliciter l'appui de tous ceux qui me semblaient susceptibles de nous aider au ministère de la Santé.

Claude Évin avait pour seul supérieur le Premier ministre. Je ne connaissais pas Michel Rocard, mais il inaugurait une politique dite « d'ouverture », il comprendrait peut-être l'intérêt de notre projet qui n'avait rien de politique. Je n'ai jamais pu obtenir de rendez-vous. J'ai eu l'occasion de le lui rappeler à l'occasion d'un service qu'il me demanda lorsque nous fûmes tous deux membres du Parlement européen à Strasbourg. Il bougonna quelques mots incompréhensibles, comme à son habitude, et je ne sais donc toujours pas pourquoi il n'a pas daigné me recevoir. Puisque Matignon restait inaccessible, il me fallait tenter l'Élysée. Ce fut là aussi en vain. Peut-être fallait-il viser l'échelon plus bas. Je présentai donc notre projet au nouveau directeur général de l'Assistance publique, François Stasse, ancien collaborateur de François Mitterrand. C'était un homme jeune, ouvert et sympathique. Il y adhéra immédiatement et entreprit de le faire accepter par Claude Évin. Il fit une note très détaillée au directeur de cabinet du ministre dont il me transmit une copie. Je fus heureux de voir avec quelle chaleur et quelle habileté notre nouveau directeur général défendait ce projet, insistant sur le fait que cette expérience permettait de tester en vraie grandeur toute une série d'innovations indispensables à l'Assistance publique. Le rapport donnait également des tableaux chiffrés du personnel et des charges financières.

Claude Évin resta inébranlable. C'est pourtant lui qui devait confier : « J'ai tendance à faire confiance à ce que je découvre de positif chez l'autre. Je suis tolérant, c'est peut-être un point faible que j'essaye de retourner en point fort. » Ironie de la politique : en 2005, le même Claude Évin appartient au conseil municipal de Saint-Nazaire qui a rénové son hôpital public dans le droit-fil de notre projet auquel il s'opposait.

Je rencontrai par hasard mon ancien élève Alain Calmat, champion du monde de patinage artistique que j'avais eu comme externe à l'époque de ses derniers grands succès. Alain fut un patineur inégalable. Plus que par ses sauts et ses prouesses athlétiques, par ses évolutions d'une grâce incomparable. Malheureusement, dans ses dernières années de compétition, il essuya quelques revers : il n'avait été ni champion d'Europe ni champion olympique. Il lui restait, avant de mettre fin à sa carrière, le championnat du monde de Squaw Valley aux États-Unis. Je lui avais écrit une lettre d'encouragement. Il triompha magistralement. Lorsqu'il revint à la Pitié, il me confia : « Monsieur, dans mon gilet de danse, j'avais votre petit mot. Il m'a fait gagner ! »

Il avait mené de front ses études médicales et sa carrière sportive. Il avait été externe puis interne des hôpitaux sans jamais demander un jour de congé ni manquer une garde, il prenait sur ses vacances pour disputer ses compétitions. C'était de plus un excellent chirurgien. J'aurais été heureux de pouvoir le garder comme collaborateur à la Pitié. Malheureusement ce ne fut pas possible, mais j'avais gardé des liens d'amitié très forts avec Alain qui avait ensuite été député socialiste du Cher et ministre de la Jeunesse et des Sports en 1984. Quand je lui exposai mes problèmes concernant le centre, il me promit de faire tout son possible et il le fit.

Au cours des entretiens que j'avais eus avec Claude Évin et ses conseillers fin 1989 et début 1990, j'eus l'impression que les obstacles étaient d'ordre financier. Je décidai donc d'aller en parler au ministre des Finances, Pierre Bérégovoy. Il ne me parut pas hostile et me confia aux bons soins d'une collaboratrice, madame Pitois, qui me promit elle aussi de faire pression sur le ministre de la Santé.

Néanmoins rien n'avançait. On parlait pourtant toujours de l'Institut du cœur dans les journaux médicaux, *Le Quotidien du Médecin, Clinic International,* qui relataient mes pérégrinations infructueuses. On me conseilla d'aller voir Bernard Tapie, au faîte de sa carrière politique et professionnelle. Pourquoi pas ? Dès que j'eus fini d'exposer mon problème, Tapie m'apparut alors sous ce jour bien connu de bulldozer, avec sa forte carrure, son masque à la Danton, son abondante chevelure noire. Il me dit, sur un ton de manager de boxe :

« Rentrez-leur dedans ! Foncez ! Faites-leur peur ! Il n'y a que ça qui peut les convaincre ! L'épreuve de force ! Allez-y ! N'hésitez pas ! »

J'avoue que j'étais abasourdi. Bernard Tapie avait certainement raison, mais on ne se refait pas, je n'ai rien d'un cogneur. J'en sortis donc le moral au plus bas. Heureusement, la chance allait me sourire à deux reprises. Mon patron, Gaston Cordier, n'aurait pas manqué de me dire une nouvelle fois : « Toi, mon p'tit gars, tu as toujours de la chance… à la fin ! »

J'avais opéré Mireille Darc quelques années auparavant d'une affection cardiaque. Depuis, elle ne manquait pas une occasion de me témoigner sa gratitude. En ce début septembre 1990, Mireille m'invita à une émission télévisée dont elle était la vedette. Après avoir évoqué nos souvenirs communs,

Mireille me demanda tout à coup, d'un air apparemment innocent :

« Vous m'aviez parlé d'un projet d'Institut du cœur à la Pitié-Salpêtrière. Où en êtes-vous ?

— Chère Mireille, le projet a été étudié de fond en comble, nous n'attendons plus que le feu vert du ministre de la Santé, monsieur Claude Évin et cela stagne depuis plus d'un an.

— Ah ! mais cela ne va peut-être plus tarder. J'ai une surprise pour vous ce soir. »

Apparut alors sur le plateau Claude Évin en personne. J'étais stupéfait. Je comprenais tout à coup pourquoi j'avais reçu cet appel téléphonique du ministère de la Santé me demandant si j'avais des projets télévisés. N'étant pas sûr que ma participation à l'émission ne serait pas annulée au dernier moment, j'étais resté assez flou. Mireille avait tout combiné, sous prétexte d'offrir au ministre une apparition dans les médias, elle avait provoqué cette rencontre au grand jour.

« Vous avez entendu, monsieur le Ministre, ce que vient de me dire le professeur Cabrol ? Je ne peux pas penser que vous allez refuser ce projet si important pour nous autres opérés cardiaques. »

Embarrassé et mis au pied du mur, Claude Évin ne put se dérober :

« Eh bien ! Il m'a fallu du temps pour évaluer ce projet, mais je vais donner l'autorisation de sa réalisation.

— Vous entendez ? enchaîna Mireille Darc. Le ministre vient de le déclarer devant des millions de téléspectateurs, il est d'accord. Vous pouvez le remercier. »

Chère Mireille, vous seule, avec la générosité et la gentillesse qui vous caractérisent, pouviez réussir ce miracle. Je vous en serais éternellement reconnaissant.

Le lendemain, *Le Quotidien du Médecin* titrait « Feu vert pour l'Institut du cœur ». Effectivement, quelques jours plus tard, je recevais une lettre de monsieur Stasse m'adressant copie de la directive du ministre Claude Évin datée du 4 septembre qui faisait de l'Assistance publique le seul maître d'œuvre de l'opération, le groupement d'intérêt public, au sein duquel l'Assistance publique aurait eu d'autres partenaires, notamment la Ville de Paris et son maire Jacques Chirac, étant écarté. La participation financière éventuelle d'autres organismes publics, parapublics ou privés devait prendre purement et simplement la forme de subventions.

L'organisation financière et administrative du projet était sérieusement altérée. Mais la situation était débloquée, c'était l'essentiel.

Ma seconde chance fut la nomination de Bruno Durieux comme ministre délégué à la Santé auprès de Claude Évin en octobre 1990.

L'entrée de cet ancien collaborateur de Raymond Barre dans un gouvernement socialiste correspondait bien à la politique d'ouverture du Premier ministre Michel Rocard, mais elle suscita des critiques tant à droite qu'à gauche. Mais Bruno Durieux n'eut cure des remous du microcosme politique. Il avait souhaité dans sa jeunesse embrasser la carrière médicale, sa famille comptait nombre de médecins et il était passionné par les problèmes de la santé.

Sitôt sa nomination connue, Jacques Chirac me convoqua à l'Hôtel de Ville.

« Bruno Durieux vient d'être nommé à la Santé, me dit-il. C'est bon pour l'Institut du cœur, allez le voir tout de suite.

— Oh ! Un député de droite qui entre dans un gouvernement socialiste, cela ne me dit rien de bon !

— Vous avez tort, Bruno Durieux est un bon ! Et il vous aidera, j'en suis sûr, contactez-le ! »

Et en effet, dès notre première rencontre, je fus conquis par le nouveau ministre. Jeune, souriant, chaleureux, il arborait une tenue décontractée. Vêtu d'un pantalon de velours tombant sur des mocassins de cuir souple, il portait une veste de tweed ornée d'une pochette multicolore assortie au foulard sur lequel s'entrouvrait le col de sa chemise. Il me demanda de prendre tout mon temps pour exposer mon projet en détail. Je lui en fis l'historique.

« Ce projet va tout à fait dans le sens de ce que je voudrais faire. Cette idée du GIP (groupement d'intérêt public) est excellente, il faut absolument la remettre sur les rails.

— Monsieur le Ministre, permettez-moi de vous dire que ce n'est peut-être pas la meilleure chose à faire. Monsieur Claude Évin a, dès le début, été contre le principe du GIP et il n'a fini par accepter le projet qu'en le récusant. Si on ne veut pas que les choses s'enlisent, il vaudrait peut-être mieux suivre sa proposition et faire construire le centre par l'Assistance publique.

— Vous avez peut-être raison, je vais y réfléchir et en parler au directeur général de l'Assistance publique. De toute façon, soyez sans crainte, je ne vous abandonnerai pas et vous promets de faire tout mon possible pour ce centre. »

Bruno Durieux tint parole. Il s'entendit avec le directeur général pour abandonner l'idée du GIP et confier la mise en œuvre à l'Assistance publique. Celle-ci bien sûr ne s'engagerait, conformément à sa vocation propre, qu'à la réalisation de la partie consacrée aux explorations et aux soins des malades. En ce qui concernait l'enseignement et la recherche, il était convenu de faire appel aux partenaires que nous avions associés à notre projet, en particulier la faculté de médecine Pitié-Salpêtrière pour l'enseignement, l'Inserm et le CNRS pour la recherche.

Sur ces bases nouvelles, il devenait indispensable d'établir une troisième version de la structure de notre centre, après la première offre de Francis Bouygues puis la seconde proposition de GIP. C'est ainsi que le 18 décembre 1990, François Stasse nous convia à mettre sur pied avec ses collaborateurs la structure définitive du centre de cardiologie de la Pitié-Salpêtrière. Nous pûmes heureusement bénéficier de l'expérience de nos partenaires qui travaillaient sur le projet depuis quatre ans, monsieur de Kervasdoué du groupe Sanesco et les représentants du groupe Bouygues qui, de nouveau, prêtèrent généreusement leur concours.

Bien que menées dans la bonne humeur et avec un indiscutable souci d'efficacité, les discussions furent vives. Je me souviens notamment du rapport financier d'Alain Cordier, directeur-adjoint chargé des finances à l'Assistance publique, sur le budget d'exploitation du centre. Le coût de fonctionnement du centre avait doublé par rapport à son estimation initiale. Devant notre incrédulité, il nous expliqua sans rire qu'en plus du fonctionnement propre du centre, il faudrait compter avec celui des services que nous quitterions les uns et les autres à la Pitié-Salpêtrière, à Bichat ou à Ambroise Paré. Car, disait-il, bien entendu ces locaux ne seraient pas fermés mais utilisés à d'autres fins qui coûteront cher.

Pour torpiller le projet, on ne pouvait trouver mieux !

Heureusement, la raison prévalut. On lui expliqua que la création du centre de cardiologie n'obligeait pas à lui imputer le coût de tous les services de l'Assistance publique à venir.

Le nouveau projet conçu en suivant les consignes du ministère, tant pour la construction du centre que pour son fonctionnement, apparut peu éloigné de notre plan initial. La copie finale fut envoyée à Bruno Durieux qui en fit l'annonce officielle à la presse le 14 mars suivant.

Cette conférence de presse et le communiqué officiel qui s'ensuivit furent pour nous un événement mémorable. C'était l'aboutissement de tous nos efforts, le véritable acte fondateur, l'acte de naissance authentique du Centre de cardiologie dont nous rêvions.

Après bien des péripéties, le projet était officialisé. Le ministère se portait garant des principales innovations qui nous tenaient à cœur : l'hôtel pour les patients et leurs familles, le groupement et la fusion des services, le forfait par pathologie, l'évaluation régulière des soins et la gestion rigoureuse, la recherche de solutions nouvelles pour le personnel, un encadrement financier strict tant pour la construction que pour le fonctionnement et, enfin, la présence de partenaires privés aux côtés de l'Assistance publique.

Ces principes entérinés, le travail pouvait commencer, c'est-à-dire, pour l'Assistance publique, mobiliser ses services afin de mettre au point les multiples et complexes détails de l'opération ; pour nous autres, médecins fondateurs, assurer le financement par les partenaires privés.

En quête de mécènes

Le ministère, dans la fiche technique annexée à son communiqué, avait insisté sur la nécessité, à côté du financement public par l'Assistance publique, qui n'assurait par vocation que le diagnostic et les soins donnés aux malades, d'un financement privé, consacré à ce qu'il avait appelé l'hôtel, la fondation et la recherche. La recherche fondamentale était du ressort de l'Inserm ou du CNRS mais les démarches auprès de ces organismes me firent rapidement comprendre qu'ils n'avaient pas l'intention de financer quoi que ce soit. Il était indispensable de trouver l'argent ailleurs pour l'héberger. Je me retournai vers Jacques Chirac qui s'offrit de faire voter par le Conseil de Paris une subvention spéciale pour leur installation (10 millions de francs en 1992 et 7 millions en 1993). Ces sommes furent provisoirement – et malheureusement, comme j'en fis l'expérience plus tard – confiées à l'Assistance publique avec la mention de leur affectation.

Le financement des laboratoires de recherche assuré, il restait à trouver un partenaire hôtelier. J'appris que Franz Taittinger, le neveu de Pierre-Christian Taittinger – ancien garde des Sceaux devenu vice-président du Sénat et mon condisciple au collège Stanislas – dirigeait la chaîne des hôtels Campanile (groupe Envergure). Un hôtel selon les normes « Campanile » semblait effectivement convenir et Franz Taittinger, maire d'Asnières, me promit de m'envoyer sous peu une proposition. Pour avoir des points de comparaison, je contactai également le président du groupe Accor, M. Dubrulle, maire de Fontainebleau, le président du Club Méditerranée Gilbert Trigano, que l'idée amusa, et Pierre Bellon, le président-directeur général de la société Sodexho qui avait une grande expérience dans la restauration hospitalière et gérait un certain nombre d'hôtels-restaurants.

La direction des Équipements de l'Assistance publique établit un cahier des charges. La capacité de l'hôtel serait de 84 lits en chambre seule avec un équipement médical pour les malades du centre dont trois chambres protégées pour les personnalités officielles qui seraient amenées à être traitées dans le centre. Trente-six lits supplémentaires seraient destinés aux médecins visiteurs français ou étrangers, aux familles des malades du centre ou d'autres services du groupe hospitalier voire à une clientèle extérieure. Le prix forfaitaire journalier fut fixé à 470 francs, remboursé par la Sécurité sociale. La construction devait être terminée fin 1995.

Le problème de l'hôtel semblait se résoudre. Encore fallait-il trouver le financement privé par le biais de ce que le ministère de la Santé appelait « la Fondation ». Ce nom désignait l'association Adicare que nous, les médecins fondateurs, avions créée dès 1989 pour recevoir les dons et les subventions nécessaires à la prise en charge de ce que l'Assistance publique n'envisageait pas de faire, c'est-à-dire l'enseignement et la recherche.

La faculté de médecine, qui finançait dans les services hospitaliers des locaux consacrés à l'enseignement, me fit savoir qu'elle n'avait plus les moyens de poursuivre cette politique qu'elle avait abandonnée partout ailleurs. Or ces locaux, situés dans les lieux mêmes où se trouvaient les étudiants hospitaliers, leur permettaient un contact plus facile et plus étroit avec les soignants, dont ils pouvaient suivre les techniques d'exploration et de traitement sur des écrans dans les salles d'enseignement, ce qui n'était pas possible dans les amphithéâtres lointains de la faculté. Nous envisageâmes donc d'aménager de tels locaux dans l'hôtel en réalisant notamment des salles de réunion modulables pouvant être regroupées en une seule de 120 places pour les conférences et les congrès.

Quant à la recherche, nous imaginions en plus des unités de recherche fondamentale Inserm ou CNRS axées sur les bases scientifiques de diagnostic ou de traitement, des laboratoires de recherche appliquée qui répondraient à nos problèmes médicaux et chirurgicaux quotidiens : essais de nouveaux médicaments ou de nouvelles techniques opératoires. Adicare devait en financer les locaux et les appareillages.

Pour notre équipe chirurgicale, deux laboratoires nous intéressaient plus particulièrement. Le premier concernait l'amélioration des appareils d'assistance circulatoire. Lorsque j'avais visité le service de Jack Copeland aux États-Unis, j'avais repéré, à l'extérieur de sa réanimation postopératoire où se trouvait son opéré appareillé, une pièce où se trouvait un appareil de simulation très utile pour prévoir et traiter sans délai les complications ou événements susceptibles de se produire au cours de l'assistance circulatoire. Sur les ordinateurs arrivaient toutes les données concernant le malade et la marche de l'appareil. Le chirurgien pouvait ainsi, avec ses ingénieurs et ses collaborateurs, discuter de la conduite à tenir sans être obligé de rester au chevet de son malade au risque de l'inquiéter. Je désirais avoir une pièce de ce type dans nos locaux de recherche. Cela nous permettrait de plus la surveillance simultanée, s'il en était besoin, de plusieurs malades appareillés en même temps.

L'utilisation d'un cœur artificiel nécessitait un parfait contrôle de la coagulation chez l'opéré. J'ai raconté précédemment que nous avions mis sur pied pour cela un petit laboratoire de coagulation dirigé par Jacques Szefner. Les circonstances dans lesquelles j'avais rencontré ce médecin biologiste sont assez singulières.

Il y avait à Paris, à une certaine époque, un chirurgien, Marceau Servelle, qui pratiquait la chirurgie cardiaque « en indépendant », c'est-à-dire en dehors des grands services officiels. Marceau Servelle avait été formé à l'école du professeur Leriche à Strasbourg. Il était venu s'installer à Paris et n'avait pas pu rentrer à l'Assistance publique. Il avait cependant obtenu un service à l'hôpital Saint-Joseph et opérait dans différentes cliniques privées où il pratiquait avec son épouse et quelques collaborateurs une chirurgie à cœur ouvert dans des conditions qui étaient loin d'égaler celles des rares services de chirurgie cardiaque parisiens ou des grandes métropoles régionales.

Son exemple m'avait encouragé à démarrer, dans des conditions à peu près semblables, la chirurgie à cœur ouvert à la Pitié. Les opérés du docteur Servelle étaient surveillés pour leur coagulation par un médecin militaire du Val-de-Grâce, le docteur Raby. Sa conception de la coagulation était originale et fort intelligente, mais elle avait l'inconvénient de ne pas se conformer aux idées reçues de l'époque. Le médecin colonel Raby, malheureusement, était mort assez jeune et je n'avais plus entendu parler de sa technique. Jusqu'au moment où, lors d'un voyage à Barcelone, chez des amis chirurgiens cardiaques, j'appris que la surveillance de la coagulation des malades de leur service était assurée par un élève du docteur Raby, le docteur Bellon. Je demandai immédiatement à visiter son laboratoire, tout heureux de retrouver la trace d'une technique que je croyais à jamais perdue.

Le docteur Bellon était d'origine française et les hasards de la vie l'avaient amené à Barcelone. C'était un petit bonhomme rond et volubile, enthousiaste et chaleureux. Je le convainquis de venir exposer ses idées aux anesthésistes réanimateurs de notre service. Ce qu'il fit de bonne grâce à la plus grande satisfaction de tous. En le raccompagnant à l'aéroport d'Orly, je lui dis :

« Vous n'auriez pas un collaborateur à nous confier ? Nous avons en effet de graves problèmes, certains malades saignent après l'intervention, et le laboratoire d'hémostase de l'hôpital nous dit que les examens ne montrent rien d'anormal. On ne sait pas quoi faire, nos malades meurent d'hémorragie avec un sang incoagulable et des examens prétendument normaux.

— Oh ! Mais bien sûr. Je vais vous envoyer un de mes élèves, Jacques Szefner. »

Quelque temps plus tard, Jacques Szefner se présentait dans mon bureau à la Pitié. C'était lui aussi un personnage singulier, brun, un peu rond comme Bellon. Il avait eu de même un parcours atypique. Né à Paris, de parents polonais, il avait à l'age de trois ans gagné l'Argentine avec ses parents et plus tard, après maintes pérégrinations, rejoint l'Espagne et le docteur Bellon à Barcelone. Il fut attiré par ma proposition de venir travailler avec nous à Paris et me donna son accord. Je réussis, grâce à différents expédients, à lui assurer quelques ressources puis je m'entendis avec le directeur de l'hôpital pour le prendre comme attaché dans le service avec la rémunération maximum que je complétai avec une subvention d'Adicare.

Le protocole qu'appliquait Jacques Szefner et qu'il tenait de ses maîtres Raby et Bellon reposait sur un principe très différent de l'anticoagulation classique. Cette dernière était née des nécessités de la circulation extracorporelle car le passage du sang dans les matériaux très traumatisants pour lui des appareils de Gibbon ou Lillehei-De Wall aurait entraîné fatalement sa coagulation massive. Pour l'éviter, on rendait le sang totalement incoagulable à l'aide d'une injection d'héparine. À la fin de la circulation extracorporelle, le retour à une coagulation normale était obtenu par injection de l'antidote de l'héparine : la protamine.

Mais lorsqu'une anticoagulation au long cours était nécessaire pour éviter, par exemple, la formation de caillots sur une valve artificielle intracardiaque ou dans un cœur artificiel, une incoagulabilité totale était inutile et même nuisible. Une simple diminution d'une tendance coagulatrice, c'est-à-dire une hypocoagulabilité relative, était suffisante. Pour cela on employait un produit, le troméxane, qui empêchait le foie de fabriquer les constituants sanguins nécessaires à la coagulation. On créait ainsi une maladie du foie temporaire et sélective qui n'était pas sans risques car impossible à supprimer en moins de six à sept jours en cas d'hémorragie due à un surdosage éventuel.

La méthode de Raby, Bellon et Szefner, quant à elle, ne visait pas à bloquer la fonction hépatique mais à jouer sur l'équilibre en permanence instable au sein même du sang entre les facteurs de coagulation et leurs antagonistes. En effet, la formation d'un caillot est provoquée d'abord par l'agglutination (l'agrégation) de certains constituants sanguins, les plaquettes, s'entassant pour former un amas autour duquel se développe, par une cascade de réactions entre molécules appropriées, un réseau de fibrine englobant des globules sanguins qui donne au caillot sa structure, sa cohésion et sa résistance. L'utilisation judicieuse d'un antiagrégant et de petites doses d'héparine permet de bloquer le processus ou plutôt de le rendre plus difficilement déclenchable.

On déplaçait ainsi vers le haut le point d'équilibre entre les composants pro- et antithrombosants du sang, on le rendait en quelque sorte moins sensible aux facteurs incitatifs à une coagulation et cela d'une façon modulable à tout instant. Le changement chez nos opérés qui présentaient de graves troubles de la coagulation fut radical, ils ne saignaient plus, ils ne mouraient plus. Hormis ces conceptions originales qu'il tenait de Raby et Bellon, Jacques Szefner avait d'autres atouts très importants. Comme médecin clinicien, il voyait nos malades avant l'intervention, corrigeait leurs défauts de coagulation éventuels. Il suivait l'opération à cœur ouvert et les suites opératoires. En cas de complication, il recueillait les signes cliniques essentiels, pratiquait et interprétait les examens biologiques indispensables, nous informait du diagnostic, et appliquait lui-même le traitement. Bref, il restait au plus près du malade et c'était là une des principales explications de ses succès. Je m'étais promis, lorsque le centre de cardiologie serait ouvert, de lui réserver un laboratoire spécial pour qu'il y poursuive ses recherches.

Outre ces deux laboratoires consacrés aux cœurs artificiels et à la coagulation, Adicare avait pour vocation d'expérimenter les appareils de diagnostic – échographie, angiographie, cathétérisme – et le matériel chirurgical : instruments, éclairage, appareils d'anesthésie ou de circulation extracorporelle, vidéochirurgie (alors balbutiante). Pour cela l'association proposa à l'Assistance publique de financer la construction dans le bâtiment d'une salle d'exploration et d'une salle d'opération supplémentaires, réservées à l'implantation de ces appareillages nouveaux qui pourraient être expérimentés sans gêner le fonctionnement des autres salles.

Pour financer ses activités, Adicare avait besoin de fonds et n'en disposait pas. Il nous paraissait qu'en dehors de multiples petits et moyens donateurs, il faudrait réunir cinq à six grands mécènes qui nous permettraient de rassembler une somme importante. Nous envisageâmes un ou deux grands groupes pharmaceutiques ou d'appareillage biomédical, une grande banque, une société informatique importante, une grande œuvre caritative, une grande société industrielle. Ainsi, nous nous associâmes avec le groupe Synthélabo, dont je connaissais l'un des directeurs-adjoints, Pierre Lepienne, un ami d'enfance, né dans le même village que moi et dont le frère avait épousé ma sœur. Il fut séduit par notre engagement à tester ses nouveaux produits. Les œuvres hospitalières de Malte nous offrirent une somme importante. Nous ne trouvâmes pas de partenaires dans la grande industrie, ni chez Elf, ni chez Matra.

Je me tournai alors vers l'Aérospatiale. Je connaissais bien son président, Jean Martre, avec qui j'avais été en relation par le biais du cœur artificiel de Didier Lapeyre et l'opération de la célèbre « Denise ». Il m'invitait parfois aux grands évènements de l'Aérospatiale. Bien que très cordial, il m'avoua qu'il voyait difficilement comment il pourrait m'aider.

« Peut-être, conclut-il en me raccompagnant, si nous avions la chance d'expérimenter un nouveau cœur artificiel. J'ai toujours regretté que le docteur Lapeyre qui est parti aux États-Unis n'ait pas voulu continuer ses recherches avec nous. »

Je me rappelai ce que Gérard m'avait dit à l'époque, que notre ami Lapeyre était vraisemblablement toujours en train de chercher et je me disais qu'une entreprise n'aurait pas pu s'en contenter, il lui aurait fallu des résultats tangibles à commercialiser comme il nous en fallait à mettre en pratique.

Mais l'informatique nous consola : Hewlett Packard devint l'un de nos plus sérieux partenaires. De même l'APCLD, Association pour l'aide aux grands malades des PTT, nous offrit, sous forme d'un de ses prix annuels pour la recherche médicale, une subvention substantielle qui fut la bienvenue. Si la BNP nous versa une somme très importante, c'est le Crédit mutuel qui accepta d'être notre banquier partenaire.

Le concours d'architecture

Pendant que nous cherchions de l'argent pour Adicare, la machinerie de l'Assistance publique se mettait en route. Sa première tâche était la construction du bâtiment. Le terrain existait déjà. Un jour, poussé par la curiosité de découvrir le site et son environnement, je décidai de le visiter. Il était situé à la limite Est de notre grand groupe hospitalier Pitié-Salpêtrière, à l'angle de la rue Bruant et du boulevard Vincent-Auriol dominé à cet endroit par le métro aérien et sa station Chevaleret. Il se trouvait ainsi non loin des studios de tournage du cinéaste Jean-Pierre Melville, que je croisais le soir au volant de sa grosse voiture américaine, les yeux cachés par ses éternelles lunettes noires et le chef coiffé de son célèbre stetson blanc. Ce terrain était surmonté d'une butte recouverte d'une abondante végétation. Les herboristes y avaient découvert, paraît-il, des plantes rares nées de graines transportées par des oiseaux. Un arbre rabougri s'élevait dans un coin. En face, une ville nouvelle avait poussé sur la fameuse ZAC-Rive gauche dont on parlait tant.

L'emplacement m'apparut favorable à notre projet, mais je craignais que le constructeur y rencontre deux problèmes ; l'un en profondeur, l'autre en hauteur. En profondeur, je craignais surtout que le creusement des fondations ne découvre des pirogues mérovingiennes, comme ce fut le cas sur les berges de la Seine, non loin de là. Une telle découverte et les fouilles qui s'ensuivraient bloqueraient alors le projet pour un temps indéterminé. La proximité de la Seine, de plus pourrait rendre difficile, voire impossible, le percement d'un ou deux sous-sols indispensables à l'Institution mais qui risquaient d'être inondés à chaque crue importante du fleuve. L'autre problème, à l'opposé, était celui de la hauteur du bâtiment. Les architectes de la Ville de Paris et des Bâtiments de France étaient formels. Les nouvelles constructions du groupe hospitalier ne devaient pas cacher les bâtiments historiques de la Salpêtrière construits sous Louis XIV. Le critère en était que les voyageurs du métro aérien boulevard Vincent-Auriol devaient voir le dôme historique de la chapelle Saint-Louis.

Après la verticale, c'était l'horizontale qui posait problème, celui de la densité, c'est-à-dire du volume de la construction qui ne devait pas être trop proche des bâtiments voisins. En bref, il ne fallait pas tasser les bâtiments les uns sur les autres.

Conseiller de Paris, je m'employai alors à faire en sorte que l'Assistance publique surmonte les difficultés nées de ces contraintes. L'adjoint de Jacques Chirac chargé de l'architecture, Bernard Rocher, était un homme d'un certain âge, très distingué, ancien député et ancien président du Conseil de Paris. Il obtint le concours de Michel Dupont, sous-directeur du permis de construire à la Direction de la construction et du logement. Celui-ci ne semblait pas préoccupé par le problème de la densité, par contre l'intégration du futur bâtiment dans le site lui paraissait plus délicate, le délégué régional à l'architecture et à l'environnement, Francis Chassel, s'intéressant tout particulièrement à la Salpêtrière. Bernard Rocher me conseilla de susciter l'opinion favorable de celui-ci.

Embarrassé par la situation du bâtiment en façade du boulevard, Francis Chassel me confia : « Je comprends que la médecine évolue et heureusement pour nous ! Mais pour un responsable comme moi, les hôpitaux sont un casse-tête permanent, il est impossible de faire un bilan général d'architecture, il faut sans arrêt s'adapter aux nouvelles nécessités de diagnostic et de traitement. » Il m'assura pourtant de son concours. Rassuré, je m'adressai au directeur de l'Aménagement urbain de la Ville de Paris, Alain Grellety-Bosviel, qui m'envoya la copie du cahier des charges pour la consultation d'architectes concernant notre projet. Le document, rédigé dans un jargon professionnel, insistait sur la position particulière de ce terrain à la charnière de la Pitié-Salpêtrière et du quartier environnant, ce qui « confrontait le projet à deux morphologies urbaines différentes ». Autrement dit, tel Janus, notre bâtiment devrait se conformer à des critères architecturaux très stricts en bordure du boulevard pour s'intégrer à la ville, tandis que la partie Nord serait plus libre de s'insérer dans l'ensemble hospitalier. En conséquence, la hauteur autorisée serait inférieure sur le boulevard, 25 m contre 31 au nord. La construction devrait prendre en considération l'existence de deux accès ; celui du boulevard Vincent-Auriol et celui de la rue Bruant. Cette dernière disposition me paraissait intéressante à la fois pour l'hôtel qui était autorisé à recevoir une clientèle extérieure, et pour le parking, afin d'éviter l'encombrement du trafic croissant dans l'hôpital.

Le service de la programmation technique et de l'architecture de l'Assistance publique accomplit un travail de bénédictin sous la direction de Jean Isasa entre avril et septembre 1991, d'où sortit un cahier des charges de quatre-vingts pages, destiné au concours d'architecture.

Le cahier des charges dûment établi, restait à choisir l'architecte qui construirait le bâtiment. L'Assistance publique étant un établissement public, sa désignation devait résulter d'un appel d'offres. Il s'agissait tout d'abord de faire paraître dans les principaux journaux officiels et professionnels un avis public d'appel de candidatures. Cinquante-cinq architectes répondirent à l'appel. Il fallait en sélectionner quatre qui auraient trois mois rétribués pour préparer et présenter leur projet.

Le comité de sélection des quatre architectes, dont je faisais partie avec Claude Gilbert au nom des membres fondateurs du projet, fut convoqué pour le 11 septembre 1991. Il comprenait, outre des responsables de l'Assistance publique, cinq architectes : Henri Ciriani, Pierre Riboulet, Adrien Fainsilber, Jean-Pierre Buffi et Roland Schweitzer.

Sur la base d'un document comportant le nom de tous les architectes candidats et leur classification selon différents critères — s'ils avaient déjà travaillé ou non pour l'Assistance publique, s'il s'agissait de cabinets importants ou moindres —, une discussion s'engagea sur les mérites respectifs des différents candidats. Le vote à bulletin secret donna trois noms largement en tête : René Dottelonde, dont les conceptions étaient voisines de celles de Riboulet et Ciriani, Jean-François Bellon, architecte très connu ayant travaillé pour l'Assistance publique, et Pierre Bolze et Simon Rodriguez-Pagès, jeunes architectes sans expérience mais qui avaient suivi les cours d'un des membres du jury et travaillaient dans son atelier.

J'étais déçu car Jean-Marie Valentin, l'architecte du plan Bouygues à qui j'avais fortement recommandé de se présenter, était placé plus loin et avait peu de chance d'être retenu. J'intervins alors en sa faveur en rappelant qu'il avait déjà construit deux hôpitaux cardiologiques.

« Ah ! me répondirent les architectes du jury, c'est très bien qu'il ait construit d'autres hôpitaux de ce type, mais justement nous voulons des nouveautés. »

Je revins à la charge :

« Je ne cherche pas à réserver la construction à monsieur Valentin. Mais son projet initial étudié pour ce centre il y a quelques années convient parfaitement à l'Assistance publique et à nous autres, médecins. Je vous demande, messieurs les Architectes, de le garder en réserve. Si les autres projets sont meilleurs, c'est parfait. Si, par malheur, ils sont plus mauvais, eh bien ! nous aurons toujours le projet de monsieur Valentin. »

Je me heurtai à un mur. J'étais venu à cette réunion, à vrai dire agacé, agacé par les lourdeurs de la procédure imposant ce concours qui entraînait de nouveaux délais et des dépenses supplémentaires. De plus, je n'étais pas sûr de l'impartialité du jury. Alors, devant ce refus obstiné, j'explosai. Je me levai et déclarai :

« Très bien, messieurs ! Eh bien, il est inutile de discuter plus longtemps ! Nous, les médecins initiateurs, nous retirons ce projet ! Il n'a plus lieu d'exister. Bonsoir ! »

Interloqués, les architectes accusèrent un moment de flottement. Monsieur Isasa, s'écria :

« Mais, monsieur Cabrol, vous ne pouvez pas faire ça, je ne l'ai jamais vu dans un tel jury !

– Eh bien ! Vous ne pourrez plus le dire ! Maintenant vous l'avez vu ! »

Un silence s'ensuivit. Finalement, un des architectes s'exclama :

« Allons, nous n'allons pas nous fâcher avec le professeur Cabrol. Choisissons trois architectes, ce seront nos trois candidats et nous permettrons à monsieur Valentin de présenter aussi son projet. »

Cette motion de conciliation fit l'unanimité et la réunion se clôtura sur son adoption.

Les concurrents rendirent leur projet le 7 janvier 1992. Les services de l'Assistance publique examinèrent alors longuement et minutieusement chacune des propositions et nous convoquèrent en commission de consultation le 10 juin 1992 à neuf heures. En prévision d'une longue discussion, un repas froid nous avait été préparé.

Le jury était présidé par le directeur général de l'Assistance publique lui-même, François Stasse. Chacun des concurrents présenta son projet et répondit à nos questions puis nous délibérâmes.

Le projet le plus séduisant, à tous les points de vue, esthétique et fonctionnel, était celui de Bolze-Rodriguez. Malheureusement il débordait les limites de la surface constructible sur un espace que l'architecte de la Ville de Paris déclarait non constructible car destiné à un rond-point. Ce projet fut donc écarté. C'était dommage et je cherchai à savoir pourquoi ils avaient dépassé les limites de l'épure. J'appris plus tard que ces deux jeunes architectes talentueux ne pensaient pas être choisis, qu'ils avaient donc dessiné leur projet pour se faire plaisir sans se soucier des cotes imposées. Le plan de Bellon fut jugé trop monumental, au point d'en paraître « stalinien », donc à son tour écarté.

Restaient en lice Dottelonde et Valentin. Comme le dit à ce propos Florent Champy dans son livre *Les Architectes et la Commande publique* : « Le projet de Valentin, dont l'indigence esthétique avait été aperçue d'emblée, se révèle par contre irréprochable du point de vue fonctionnel. Le projet de Dottelonde, à l'inverse séduisant esthétiquement et par la qualité des espaces, présente de graves défauts de fonctionnement. »

Je notai pour ma part que le projet Dottelonde m'évoquait *Mon oncle*, ce film de Jacques Tati dans lequel, pour rentrer chez lui, il doit monter plusieurs étages puis redescendre par un autre escalier pour finalement aboutir dans son appartement. La disposition imposait aux infirmières des déplacements longs et fatigants, par conséquent des délais d'intervention inacceptables auprès des malades urgents. Son aspect extérieur, par contre, était sans reproche.

À l'inverse, la conception intérieure du bâtiment de Valentin était en tout point satisfaisante, rationnelle, logique, « ergonomique », comme le soulignaient les experts de l'Assistance publique. Mais il n'avait apporté aucun soin particulier au traitement des façades, conformément d'ailleurs à ses priorités. À l'un des architectes de la commission qui regrettait que le projet de Valentin ne fût pas « haussmannien », je répliquai que je me félicitais pour ma part qu'il fût « pasteurien ». Comme le rapporte encore Florent Champy : « Les architectes auraient pu avoir une majorité dans d'autres circonstances. Mais la personnalité et la détermination du chirurgien [il s'agit de moi] empêchent de lui imposer un projet dont il ne veut à aucun prix. »

La discussion s'éternisait. J'avais compté sur l'appui de Toubon, maire du XIIIe arrondissement, représenté par madame de Lavallée. J'en avais parlé avant la réunion à celle-ci et à ma grande surprise elle me répondit qu'elle choisirait Dottelonde. Je me précipitai alors sur le premier poste téléphonique et par chance j'obtins Jacques Toubon qui me répondit : « Tu peux lui dire que je lui demande de voter pour Valentin ! » Madame de Lavallée me rétorqua vertement : « Je ferai ce qui me plaira ! »

L'affaire était mal engagée. Il y avait bien deux clans, celui des architectes plus sensibles à l'apparence du bâtiment et à son intégration dans le site et celui des utilisateurs qui privilégiaient son fonctionnement. Les discussions allaient s'échauffant, si bien que le directeur général François Stasse, à qui appartenait la décision finale, décida de clore la réunion en donnant deux mois supplémentaires aux deux candidats pour qu'ils corrigent les défauts de leur projet respectif ou qu'ils conçoivent ensemble un projet idéal.

Une nouvelle réunion devait se tenir le 11 septembre suivant. Je mis à profit ce délai pour tirer au clair la position de Jacques Toubon. Il me fut difficile de le rencontrer. Jacques était déjà pris par les élections législatives de 1993 et avait commencé ses réunions électorales. À l'une d'elles dans le

XIIIe arrondissement, je m'assis ostensiblement au premier rang et regardai fixement Jacques Toubon pendant tout son discours.

Avant de répondre aux questions, il s'excusa auprès de l'auditoire, car il avait quelque chose à dire au professeur Cabrol. Mon attitude l'avait visiblement mis mal à l'aise.

« Christian, que se passe-t-il ? » me demanda-t-il vivement.

Je lui expliquai brièvement ce qu'il en était et, devant ma détermination, il me promit de se rendre lui-même à la prochaine réunion et de soutenir Valentin si Dottelonde n'avait pas substantiellement amélioré sa disposition intérieure. Je le remerciai et repartis rassuré. La suite me montra que je n'avais pas de quoi l'être.

En vue de la deuxième réunion du jury, il avait été bien précisé que les surfaces médicales utiles resteraient limitées à 21 500 m², que le parking aurait une capacité de 500 places, et que le prix total de la construction ne devrait pas dépasser 259 millions de francs.

Dottelonde n'avait guère changé sa disposition intérieure, qui présentait toujours d'énormes inconvénients. Et les quelques concessions qu'il avait faites nuisaient à l'élégance de l'architecture extérieure.

Valentin au contraire s'était adjoint un architecte décorateur, Wilmotte, qui avait considérablement modifié l'aspect extérieur du bâtiment. Comme le dit Florent Champy : « Ses façades, qui avaient été qualifiées de baroques par un membre du jury, au mois de juin, ont été entièrement redessinées, et fortement simplifiées par le décorateur Jean-Michel Wilmotte… De plus, Jean-Michel Wilmotte a mieux tenu compte du site. Ainsi des brise-soleil ont été créés pour répondre à ceux du bâtiment voisin de Pierre Riboulet [le pavillon Babinski]. Le fonctionnement du projet n'est pas altéré par ces modifications. L'architecte conseil Philippe Gantet déclare même que le fonctionnement du bloc opératoire, déjà excellent dans la première version, a été encore amélioré. De plus, le projet présente une grande souplesse, 2 500 à 3 000 m² de locaux sont en réserve et pourront être utilisés par la suite pour les extensions de service. [...] Jean-Marie Valentin a ainsi prouvé la validité de sa démarche qui consiste à s'intéresser dans un premier temps au fonctionnement sans se soucier des façades qui peuvent être aisément modifiées dans un second temps. »

Toutefois, comme Florent Champy en fait la remarque, les architectes du jury qui lui reprochaient d'être baroque lui firent désormais grief d'être devenu trop simple ! Tout en reconnaissant bien sûr sa supériorité fonctionnelle. À ma grande suprise, Jacques Toubon se rangea dans le camp des architectes, il soutint que le projet Dottelongue pourrait s'améliorer par la suite. Ma déception attisa ma colère. Je m'emportai :

« Messieurs les architectes, dans ce bâtiment, nous allons travailler. Nous allons nous y dévouer jour et nuit aux malades. Votre choix nous contraindrait à le faire dans de mauvaises conditions, difficiles et éreintantes, alors que vous serez tranquillement chez vous, les pieds dans vos pantoufles ! »

Je ne sais pas si cela troubla beaucoup les architectes, mais l'un d'entre eux, Pierre Riboulet, en convint :

« Il nous faut prendre en compte les demandes des utilisateurs. Bien que l'aspect du bâtiment de monsieur Valentin ne nous plaise pas totalement, son fonctionnement interne est bien adapté à son objet. Je pense donc que nous pouvons l'approuver. »

Je fus reconnaissant à Pierre Riboulet de son intervention, d'autant plus, pensai-je en moi-même, que le bâtiment proche, le pavillon Babinski qu'il avait construit à la Salpêtrière, n'avait pas fière allure, il présentait plutôt l'aspect d'un jeu de construction, avec des cubes disposés à toutes les hauteurs ; mais c'est vrai, il n'était pas en façade du boulevard.

La majorité bascula et le vote à bulletins secrets donna 13 voix à Valentin, 6 voix à Dottelonde, et 1 abstention. J'étais heureux du résultat. J'appris plus tard, à la lecture du livre de Florent Champy, que ce choix avait eu une portée historique en complète rupture avec les choix précédents et que désormais l'aspect fonctionnel plutôt que l'aspect esthétique et architectural serait prévalent.

Je me souvins que Jean-Marie Valentin était l'architecte de Francis Bouygues, lequel avait compris qu'un hôpital est fait pour soigner les malades et non pour plaire aux visiteurs. Je tenais d'ailleurs Francis Bouygues informé de toutes mes démarches. Il m'avait dit, avec son air impassible et flegmatique :

« Monsieur le Professeur, vous avez une détermination formidable !

— La détermination, vous n'en manquez pas vous non plus, monsieur le Président, avec tout ce que vous avez fait. »

Je garde une grande reconnaissance à Francis Bouygues qui nous quitta malheureusement l'année suivante. C'était un créateur qui voyait juste et grand. Répondant à son invitation, j'avais visité ce que j'appelais son « Versailles », le siège social qu'il avait construit dans les Yvelines. Arrivé un peu en avance, ses collaborateurs me firent visiter cet ensemble grandiose de bâtiments. J'étais ébloui.

« C'est trop grand ! me dit un de ses proches collaborateurs, c'est le défaut du patron ! »

Quelques instants plus tard, Francis Bouygues arriva. Je lui exprimai mon étonnement admiratif.

« Trop petit ! » me répondit-il.

Le choix de l'architecte franchi en septembre 1992, la course d'obstacles n'était pas finie pour autant, il fallait aussi compter avec la lourdeur et la lenteur des procédures administratives.

Le maquis des procédures

Les plans de l'avant-projet sommaire (APS) à l'échelle 2/100ᵉ étaient destinés aux ingénieurs, aux techniciens, tous experts, seuls capables de les lire. Un deuxième plan s'avérait nécessaire, celui de l'avant-projet détaillé (APD) dessiné à l'échelle de 1 cm pour 1 m, accessible aux autres participants à la construction et au fonctionnement du bâtiment : les différents services généraux de l'Assistance publique concernés, les médecins, infirmières et les syndicats du personnel amené à intervenir dans le centre. Seules les associations de malades, dont les avis auraient pourtant été très utiles, n'étaient pas conviées à l'élaboration de ce plan. Je ne désespère pas de voir cette lacune comblée quelque jour.

L'ADP approuvée en juillet 1994 – presque deux ans après la sélection des architectes ! –, encore fallait-il obtenir les permis de construire, un pour le bâtiment, l'autre pour l'hôtel en vingt-huit exemplaires. Huit mois s'étant écoulés depuis le dépôt des demandes en mars 1995 et rien n'arrivant, je m'en ouvris au nouveau directeur de l'Assistance publique, Alain Cordier, qui s'étonna lui aussi de ce retard mais sans rien faire. Je lui demandai :

« Monsieur le Directeur, qui donc délivre ce permis de construire ?

– Eh bien ! Cela se passe tout près d'ici, 17, boulevard Morland, à la Direction de la construction du logement, sous direction du permis de construire. »

Je pris alors le taureau par les cornes et déboulai dans le grand immeuble dépendant de la Mairie de Paris. Je m'aventurai dans le dédale des couloirs et, au détour de l'un deux, j'arrivai devant le bureau de la secrétaire du directeur de ce fameux service de la sous-direction du permis de construire.

« Mademoiselle, demandai-je à la secrétaire, puis-je voir monsieur le Directeur ?

– Avez-vous rendez-vous ?

– Non !

– Je regrette, mais dans ce cas, monsieur le Directeur ne peut pas vous recevoir.

— La porte de son bureau, n'est-ce pas celle qui a un paillasson ?

— Si !

— C'est la seule porte de son bureau ?

— Oui. Pourquoi ?

— Eh bien ! Je vais me coucher sur le paillasson jusqu'à ce que monsieur le Directeur me reçoive. »

Visiblement impressionnée, la secrétaire prit son téléphone et échangea quelques mots avec son directeur. Quelques instants plus tard, il m'accueillait fort courtoisement sur le pas de sa porte.

« Monsieur le Professeur, que puis-je faire pour vous ?

— Monsieur le Directeur, l'Assistance publique a déposé une demande de permis de construire pour le centre de cardiologie de la Pitié-Salpêtrière depuis huit mois et nous n'avons toujours pas reçu de réponse.

— Ah ! Mais je m'en souviens. Je crois que tout était en règle, mais je suis parti en congé pendant une dizaine de jours et je pense que votre permis doit être dans cette pile. »

Il s'approcha d'une importante masse de documents empilés sur son bureau et, après les avoir feuilletés, en extirpa le fameux permis.

« C'est bien ce que je pensais, conclut-il après l'avoir examiné, pour moi tout est en ordre.

— Mais alors, monsieur le Directeur, vous pouvez donner votre avis favorable ?

— Bien volontiers, me dit-il en signant le document. Mais, je vous préviens, je ne suis pas le seul à signer. Il y a une série de directions qui doivent comme moi donner un avis favorable.

– Qu'à cela ne tienne ! Où sont-elles ?

– Oh ! La plupart sont dans le bâtiment, vous serez peut-être reçu. Tenez ! Je vais vous en donner la liste. »

Muni de cette liste et du précieux document, je parcourus le bâtiment étage par étage et, à la fin de la journée, j'avais réuni toutes les signatures nécessaires. La liste n'était pas courte, qu'on en juge : Aménagement urbain, Service de la voirie et de l'éclairage, Protection de l'environnement, Service du nettoiement, Inspection générale des carrières, Société parisienne des eaux, Section de l'assainissement de Paris, Construction et logement, Service technique de la documentation foncière, Parcs, jardins et espaces verts, Section urbanisme et architecture, mairie du XIIIe arrondissement, Affaires sanitaires et sociales de Paris, Direction de la prévention et de la protection civile de la préfecture de police, Architecte des Bâtiments de France, Conservateur régional, Service régional de l'archéologie, Coordination de la RATP, EDF-GDF services Paris-Rive Gauche.

Dans les derniers jours de décembre, je pouvais déposer le précieux permis de construire sur son bureau :

« Monsieur le Directeur général, voici notre cadeau de Noël ! »

On ouvre le chantier

Janvier 1996. Plus de dix ans se sont écoulés depuis que j'avais fait part pour la première fois de notre projet au directeur général de l'Assistance publique de l'époque, Jean Choussat. Plus de trois ans depuis la sélection de l'architecte. Que de temps perdu ! Mais maintenant, nous avions nos permis de construire, nous allions pouvoir lancer un appel d'offres aux différentes entreprises de construction et conclure avec elles les marchés.

Pour cela deux procédures étaient possibles. Soit la solution dite « de l'entreprise générale ». Il s'agissait alors de sélectionner, après mise en concurrence, une grande entreprise à laquelle serait confiée la responsabilité générale de la construction, libre à cette entreprise de sous-traiter les travaux particuliers. Soit le principe des « lots ». Les différents travaux – terrassement, fondations, gros œuvre, plafonds, planchers, électricité, fluides, serrurerie, etc. – font chacun l'objet d'un appel d'offres concurrentiel. Cette solution des lots était la moins coûteuse au départ, mais elle comportait un risque sérieux de défaillance, pour une raison ou une autre, d'une petite entreprise. Le maître d'ouvrage devait alors lancer à nouveau un appel d'offres dans des conditions d'urgence pour ne pas retarder les autres corps de métier, ce dont profitaient les entreprises pour exiger un prix plus élevé. Par contre, si une telle conjoncture survenait dans le cadre d'une entreprise générale, c'était à elle d'assumer ses responsabilités. Bien entendu, pour couvrir ce risque, elle exigeait un prix de départ plus important mais à terme c'était la solution la moins coûteuse et la plus à même de tenir les délais. L'Assistance publique choisit la solution des lots : c'était, paraît il, la seule légale pour elle !

Du fait de sa notoriété, le groupe Bouygues obtint la majeure partie du marché, ce qui nous rassura, nous, les utilisateurs. La boucle était bouclée, mais aux frais du contribuable puisque son offre généreuse avait été rejetée et qu'il était désormais rétribué. Aussitôt que la désignation des lots fut terminée, un maître d'ouvrage délégué, la Scicamo, fut choisi pour représenter les trois maîtres d'ouvrage, l'Assistance publique, l'hôtel et Adicare… Pour gagner du temps, la Scicamo lança dès le mois de juillet le premier marché, celui « des travaux de terrassement préalables ». Si bien que le 18 juillet 1996, de grandes pancartes surplombèrent les trottoirs de la rue Bruant et du boulevard Vincent-Auriol, annonçant la raison du chantier : le centre de cardiologie, son architecte et ses maîtres d'ouvrage.

Quelques jours plus tard, arrivèrent les pelleteuses qui creusèrent un énorme trou dans le terrain. Je poussai un soupir de soulagement. Le moment tant attendu était enfin arrivé ! Ce centre dont nous parlions depuis des années et que beaucoup considéraient comme une chimère allait se réaliser. La construction commençait.

C'était trop beau ! Nous n'en avions pas fini des obstacles à surmonter. Et d'abord, celui de l'hôtel.

Lors du réexamen du projet par le ministre de la Santé Bruno Durieux en mars 1991, le principe de l'hôtel annexé au centre avait été accepté et même considéré comme une innovation judicieuse. Nous avions contacté quelques grands groupes hôteliers, lesquels s'étaient montrés intéressés par le projet, mais les choses en étaient restées là.

En 1993, lors de l'affinement des plans avec l'architecte, il devint nécessaire de sélectionner un partenaire hôtelier afin qu'il puisse faire part de ses desiderata d'aménagement intérieur.

Se posèrent inévitablement quelques questions préalables. La première concernait les conditions de construction et d'exploitation de l'hôtel. La solution juridique la plus simple était que l'hôtel et l'Assistance publique établissent un contrat de construction sur domaine public, construction faite aux frais de la société hôtelière qui aurait la jouissance du bâtiment selon un bail emphytéotique pour une durée déterminée. La seconde question était relative aux modalités de remboursement des prestations offertes aux patients qui y seraient logés. Il fut décidé que le remboursement à l'hôtel des prestations des malades hébergés se ferait par l'hôpital qui les facturerait ensuite à la Sécurité sociale.

Ces questions résolues, l'Assistance publique put lancer l'appel à candidatures au milieu de l'année 1995, les sociétés hôtelières devant fournir leur dossier avant le 30 novembre. Comme pour le choix de l'architecte, les dossiers furent d'abord dépouillés par les services compétents de l'Assistance publique et le jury de sélection ne se réunit que le 22 mars 1996. Les principaux candidats étaient au nombre de cinq, mais le choix du groupe Envergure de Franz Taittinger fut relativement facile, les autres ne nous ayant proposé que leur hôtel type, qui ne répondait pas à nos besoins, ou n'ayant déposé qu'un dossier incomplet ou encore ne présentant pas des garanties financières suffisantes. Le groupe Envergure nous proposa plusieurs modèles dont celui de ses Campanile deux étoiles qui correspondait à ce que nous désirions. Il fut donc retenu.

Tout paraissait donc prêt quand l'affaire se compliqua. Quelqu'un exhuma la loi Galland de 1988 qui stipule que, si un immeuble à usage hôtelier est construit sur un domaine public, en l'occurrence un hôpital, il devrait être exclusivement ou au moins prioritairement destiné à accueillir des personnes ayant des liens avec l'établissement de santé ou avec les malades hospitalisés. Cela signifiait concrètement que 51 % des chambres d'hôtel devaient être réservées à des malades, à leur famille ou au personnel hospitalier. Cette disposition législative imposait une contrainte aux hôteliers qui allait s'avérer insurmontable. La société Envergure fut en effet obligée d'augmenter le prix de la chambre de malade à 450 francs par jour. Ce prix parut excessif à l'Assistance publique qui l'avait pourtant accepté auparavant.

Je craignais que le directeur général Alain Cordier ne fût pas favorable, non seulement à l'idée d'un hôtel, mais à l'ensemble du projet. En 1990, alors directeur des Finances, n'avait-il pas doublé le coût du fonctionnement du projet, arguant du fait que les locaux que nous quittions pour le Centre auraient d'autres fonctions dont il fallait tenir compte du coût pour l'Assistance publique ? Cette imputation avait soulevé un tel tollé qu'il avait été obligé de refaire ses comptes. En 1996, voyant traîner les pourparlers avec l'hôtel, je fis sonder Alain Cordier par un conseiller de l'Élysée. Sa réponse embarrassée me fit comprendre qu'il ne ferait rien pour concrétiser la création de l'hôtel. Constatant l'impasse des discussions avec l'hôtelier en 1996, on décida, pour sauver la situation, de construire d'abord le bâtiment principal sans s'occuper pour l'instant de l'hôtel qu'on reconsidérerait plus tard. On dut une fois de plus remanier le plan d'architecture, afin de reloger dans le bâtiment principal les trente lits « froids », prévus dans l'hôtel.

Et ce n'était pas tout, une autre complication allait survenir. Dès la conception de notre projet, nous avions été soucieux d'inclure dans le centre un ou plusieurs laboratoires de recherche fondamentale, Inserm ou CNRS, espérant ainsi combiner deux avantages : d'une part, permettre aux chercheurs fondamentaux de garder le contact avec la réalité quotidienne des malades ; d'autre part, familiariser les médecins du centre avec la rigueur des recherches scientifiques et, il faut bien l'avouer, avec les protocoles si compliqués d'obtention des subventions. Mais on m'avait bien fait comprendre que l'Inserm ou le CNRS ne pourraient en aucun cas financer l'achat des locaux d'hébergement de ces unités. On se souvient que j'avais alors obtenu de Jacques Chirac, à l'époque maire de Paris, le vote par le Conseil de Paris d'une subvention de 17 millions de francs. Le maire de Paris étant en même temps président du Conseil d'administration de l'Assistance publique, il avait été convenu que la mairie transférerait ces fonds à l'Assistance publique, en en précisant clairement l'affectation.

Lorsqu'en 1996 la décision fut prise de construire enfin le bâtiment principal du centre, nous entreprîmes, les médecins fondateurs, de revoir avec l'Assistance publique la question de nos unités Inserm, de leur localisation et de l'utilisation des fonds versés à cet effet par la Mairie de Paris. La directrice des services financiers nous annonça sans ciller :

« Monsieur le Professeur, je n'ai jamais entendu parler de cette somme.

— Mais, madame la Directrice, voici les comptes-rendus du Conseil de Paris attestant les donations de la Mairie et les virements à vos services.

— C'est possible. Mais ces sommes ont dû être versées dans l'enveloppe générale destinée aux études et à la construction du centre.

— Soit. Pourrions-nous voir l'attribution précise de ces fonds ?

— Je regrette, déclara-t-elle froidement. Ce dossier est perdu. »

Je suffoquai d'indignation :

« Madame la Directrice, c'est invraisemblable ! Imaginez qu'en sortant d'ici je signale à la presse que l'Assistance publique a perdu un dossier financier de 17 millions de francs ! »

Cela ne sembla pas troubler outre mesure la directrice des services financiers et nous sortîmes de son bureau, furieux, pour ma part sans la saluer, mais sans rien obtenir de plus.

Le financement des locaux Inserm devenant impossible, il fallut revoir le plan. Ces unités devaient être logées au 6e et dernier étage du bâtiment. L'Assistance publique décida de supprimer purement et simplement cet étage, en invoquant de plus des raisons d'économie. Jean-Marie Valentin en fut quitte pour préparer une demande de permis de construire modificative qui fut acceptée plus tard.

L'insertion du centre
dans le groupe hospitalier Pitié-Salpêtrière

Pendant ce temps, les démarches administratives allaient bon train. Par une note de fin 1995, le directeur général de l'Assistance publique demanda à monsieur Pedoussaut, directeur de la Pitié-Salpêtrière, de rédiger, avec les médecins utilisateurs du futur centre et leurs collègues du groupe hospitalier, leur projet médical. Cela fut discuté dans le cadre du comité consultatif médical qui rassemblait les représentants des différents services médicaux du groupe.

Bien sûr, dans ce projet, on fut d'accord pour inclure les transferts des quatre futurs services du centre : la chirurgie cardiaque, la réanimation lourde, la cardiologie traditionnelle, et la cardiologie interventionnelle. Ce qui allait ainsi constituer le premier et l'un des plus importants pôles cardiologiques de l'Assistance publique.

L'intérêt en rejaillissait sur le groupe hospitalier tout entier et, pour assurer le meilleur fonctionnement et le meilleur rendement possible du centre, on décida de lui adjoindre tout ce qui parut nécessaire. Les différents laboratoires centraux de l'hôpital décidèrent donc d'y implanter des antennes ou des compléments garantissant au centre une certaine autonomie en même temps qu'une liaison privilégiée avec ces laboratoires. Dans le même esprit, la transfusion sanguine et la pharmacie insistèrent pour y placer une annexe, afin d'éviter des retards et des délais, spécialement en cas d'urgence.

Le service central de radiologie de l'hôpital en profita également pour y faire rentrer un matériel d'imagerie cardiologique complémentaire, moderne et performant. De même furent envisagées des relations étroites avec certains services de l'hôpital qui avaient des liens avec la cardiologie : la chirurgie vasculaire, le service de diabétologie – le diabète étant un grand pourvoyeur de maladies des vaisseaux –, les services de médecine interne spécialisés dans les problèmes de l'athérome, et bien entendu le service des urgences polyvalentes.

Ainsi, dans le groupe hospitalier, contrairement à ce qui avait été constaté avec les autres chirurgiens cardiaques de l'Assistance publique, le projet fut considéré comme d'intérêt général et apportant un plus. Et chacun contribua à le rendre le plus efficace possible. On envisagea même un moment d'y adjoindre une hélistation. Il existait déjà, sur la terrasse du pavillon Gaston Cordier où était logé à l'époque le service de chirurgie cardiaque, une plate-forme où pouvaient se poser les hélicoptères. À l'étage sous-jacent, en effet, était situé le service d'orthopédie qui recevait les grands blessés et en particulier les traumatismes de la colonne vertébrale et de la moelle épinière. Adjoindre un héliport au bâtiment de cardiologie pouvait avoir un certain intérêt pour les urgences cardiaques, mais aussi en raison de sa proximité avec les deux services de neurochirurgie du pavillon Babinski tout proche. En réalité, ce projet modifiait trop les plans et ne fut pas retenu.

Dans ce concert d'encouragements retentit cependant une fausse note. Elle provint du département d'anesthésie de la Pitié-Salpêtrière, ou plutôt de son chef, le professeur Pierre Viars. Pierre était un ami, et il me le prouva à de nombreuses reprises. On prétendait même à l'hôpital qu'il existait entre nous une complicité. Il est vrai que j'avais aidé Iradj Gandjbakhch à l'opérer après un accident vasculaire aortique, ce qui lui avait sauvé la vie. Loin de nous en être reconnaissant, Pierre Viars, car tel était son caractère, se fit un devoir de ne pas se sentir notre obligé. Pour ne pas troubler, prétendait-il, les rapports hiérarchiques sans dépendance qui devaient exister entre les chefs de service. Il se considéra comme insuffisamment averti de notre projet du centre de cardiologie et nous accusa de négliger l'anesthésie-réanimation en le tenant à l'écart.

Pour comprendre une telle attitude, il faut se rappeler des débuts difficiles des anesthésistes qui, seulement quarante ans auparavant, n'avaient aucune existence hospitalière, l'anesthésie étant administrée par de simples externes. Sous l'influence de la médecine anglo-saxonne, les anesthésistes eurent droit de cité dans l'hôpital. Le plein-temps hospitalo-universitaire des années 1960 leur donna un service indépendant et très important puisqu'il réunissait tous les anesthésistes de l'hôpital : le département d'anesthésie. Les anesthésistes voulurent alors prendre de plus en plus d'importance dans l'hôpital, diriger les urgences et imposer leurs horaires et leurs décisions aux chirurgiens. Pierre Viars était l'un des plus virulents à cet égard et, pour ce qui concernait mon service, je n'avais jamais été d'accord avec ses préconisations. Avec mon épouse, anesthésiste hors pair, et ses élèves, nous avions établi une sorte de modus vivendi avec Pierre Viars nous garantissant une certaine indépendance.

Il me fallut, pour le rassurer, avoir un long entretien avec lui et le convaincre de notre bonne foi et du rôle essentiel que nous comptions donner à l'anesthésie dans le centre en la confiant à son premier assistant et adjoint, Pierre Coriat.

L'année suivante, en 1997, les différents chefs de service qui devaient occuper le centre reçurent une feuille de mission précise détaillant les futures contenance et localisation de leur service, les locaux et appareillages mis à leur disposition : consultation, salles d'exploration, d'opération, de réanimation. Il leur était rappelé également leurs tâches principales : accueil permanent des urgences, activité de soins, mais aussi d'enseignement et de recherche.

Mais parmi ces chefs de service, plusieurs changements intervinrent. Iradj Gandjbakhch m'avait remplacé depuis 1990. Plus tard, Yves Grosgogeat, parti à la retraite, avait cédé la direction de son service de cardiologie à son adjoint Daniel Thomas. Jean-Pierre Bourdarias, le chef du second service de cardiologie qui devait venir avec nous, voyant la date d'ouverture du centre s'éloigner, comprit qu'il n'y rentrerait que trop tard, presque au moment de se retirer. Il proposa donc à son adjoint, Olivier Dubourg, de prendre sa place dans le futur centre. Mais ce dernier préféra rester dans son hôpital d'origine, l'hôpital Ambroise-Paré à Boulogne-Billancourt. Il nous manquait donc un service de cardiologie et nous fîmes appel à un ancien et très brillant chef de clinique-médecin de notre service de chirurgie, Alec Vahanian. Ce dernier était devenu l'assistant de mon ami, le talentueux et rigoureux cardiologue

Jean Acar à l'hôpital Tenon. Il avait été nommé professeur et médecin des Hôpitaux de Paris et avait succédé lui aussi à Jean Acar comme chef de service.

Alec Vahanian avait acquis une très solide réputation dans la cardiologie interventionnelle, celle qui consistait, à l'aide de sondes introduites dans les vaisseaux périphériques et montées jusque dans le cœur, à réaliser des manœuvres autrefois dévolues à la chirurgie : dilatation des artères coronaires, ouverture des rétrécissements mitraux, etc. Il apporterait donc au centre un atout supplémentaire et remarquable.

À ce propos d'ailleurs, de nouveaux changements eurent encore lieu. Le professeur Alec Vahanian consentit finalement à quitter son service de Tenon, non pour venir avec nous à la Pitié-Salpêtrière, mais pour aller dans un autre pôle de cardiologie, celui de l'hôpital Bichat, pour lequel on lui fit des propositions alléchantes. Alec fut longtemps hésitant. Finalement nous dûmes lui demander de se décider. Avec un certain regret, je le crois, il ne vint pas avec nous.

Pourtant, nous étions décidés à avoir un service de cardiologie interventionnelle, service devenu indispensable dans un centre de cardiologie, tant le développement de cette discipline et ses possibilités futures étaient grandes. Iradj Gandjbakhch et Claude Gibert se mirent en rapport avec Jean-Philippe Metzger, assistant d'André Vacheron dont le service de cardiologie à l'hôpital Necker était voué à la fermeture, faute de service de chirurgie cardiaque.

En effet, l'Assistance publique de Paris, finalement acquise à notre idée des « centres de cardiologie », avait décidé de nous imiter et de regrouper dans ses hôpitaux cette discipline en cinq pôles. Parmi ces hôpitaux, Bichat en était un avec Henri-Mondor, Georges-Pompidou, Necker-Enfants malades pour la cardiologie pédiatrique, et notre centre de cardiologie à la Pitié-Salpêtrière.

Comme Vahanian, Jean-Philippe Metzger lui aussi hésitait. On lui proposait d'entrer à l'hôpital européen Georges-Pompidou, mais nous étions vraiment désireux de nous adjoindre ses services. C'était un médecin parfaitement compétent, jeune, dynamique. Je connaissais bien son oncle qui avait été radiologue à la Pitié-Salpêtrière et qui dirigeait la section de radiologie neurologique, très importante dans ce groupe qui comportait deux services de neurochirurgie et la plus grande concentration neurologique de l'Assistance publique.

J'étais devenu ami avec ce neuro-radiologiste de renom toujours sur la brèche, lui aussi inventif et dynamique, prêt à nous rendre service aussi bien dans l'après-midi qu'à trois heures du matin où il n'hésitait pas à faire lui-même les examens que nous lui demandions pour nous dépanner. Pourtant il n'était plus très jeune et lorsqu'au conseil de l'hôpital on annonça le départ à la retraite d'un collègue radiologue, je feignis d'en citer un autre.

« Mais non, me dit-on, il s'agit de monsieur Metzger.

— Metzger, mais c'est le meilleur ! C'est le plus tonique ! »

Mais il avait atteint la limite d'âge et c'est ainsi qu'en France, on fait fi des valeurs.

J'allai donc voir le jeune Jean-Philippe Metzger, je lui parlai de son oncle. Je lui rappelai nos liens d'amitié, et combien ce dernier serait heureux sûrement de le savoir à la

Pitié-Salpêtrière Je ne sais si mon plaidoyer fut efficace ou si Claude Gibert et Iradj Gandbakhch furent plus persuasifs, mais Jean-Philippe Metzger accepta de venir avec nous, et nous en fûmes très contents.

En même temps se posa la question de faire venir dans le centre une unité du service de cardiologie de la Pitié-Salpêtrière que l'on n'avait pu loger dans le pavillon de son service d'origine. C'était l'unité de diagnostic et de traitement des troubles du rythme cardiaque et des pacemakers dirigée par Robert Franck. La création et le développement de cette unité datait de plusieurs années, lorsque les cardiologues s'intéressèrent sérieusement à ces troubles très fréquents et qui dans certains cas pouvaient s'avérer très dangereux, voire mortels. Grâce à l'électrocardiogramme, ils en dénombrèrent de multiples variétés, si bien que cette partie de la cardiologie devint une discipline à part entière : la rythmologie.

Les troubles du rythme cardiaque, en dehors des ralentissements anormaux, la maladie du pouls lent permanent, maladie aggravée par des syncopes brutales et imprévisibles qui furent traitées par la pose des simulateurs cardiaques (les pacemakers), comprenaient d'autres troubles, dont certains dangereux, qui n'avaient pas de traitement médicamenteux vraiment efficace. C'est ainsi qu'à la Pitié-Salpêtrière dans le service de cardiologie qu'il dirigeait à l'époque, le professeur Faquet, médecin en apparence toujours sceptique, mais en réalité prêt à soutenir toutes les innovations, avait encouragé l'un de ses anciens élèves, Guy Fontaine, et son collègue Robert Frank à s'intéresser à cette spécialité et à envisager un traitement chirurgical des troubles les plus graves. Guy Fontaine et Robert Frank étaient devenus des experts reconnus en rythmologie, et ils s'ouvrirent de leur projet à mon adjoint, Gérard Guiraudon.

En choisissant Gérard, ils firent mouche. Gérard est l'un des chirurgiens les plus intelligents que je connaisse, mais aussi l'un des plus paradoxaux. C'est pourquoi quand je lui parlais d'intelligence, il disait de son ton nasillard : « Patron, quand tu qualifies d'intelligent un chirurgien, c'est plutôt péjoratif. » C'est vrai que j'ai toujours craint les formes extrêmes d'intelligence qui justement, par le biais du paradoxe, finissaient par voir les inconvénients plutôt que les avantages d'une nouvelle méthode. Ce qui les condamnait à ne pas innover. Mais dans le cas du traitement chirurgical des troubles du rythme, il fallait à la fois un chirurgien compétent en chirurgie cardiaque, ce qu'était Gérard, mais en même temps quelqu'un qui eût le goût des subtilités, goût nécessaire à la compréhension des phénomènes électriques des troubles du rythme. Et pour cela, plus que tout autre chirurgien, Gérard Guiraudon était celui qu'il fallait. Il se mit très vite à assimiler toutes les connaissances médicales à ce sujet. Il réfléchit et mit au point une technique chirurgicale pour détecter et supprimer les foyers ou les circuits anormaux électriques qui, dans le muscle cardiaque, étaient responsables de ces troubles. C'est ainsi que j'ai eu la joie et l'honneur de l'aider à faire dans notre service la première suppression chirurgicale d'un trouble grave du rythme. Une des toutes premières au monde.

Bien sûr, plus tard, la cardiologie interventionnelle prit la place de la chirurgie en montant des sondes, à partir des vaisseaux périphériques, jusque dans les cavités cardiaques, pour reconnaître et traiter ces troubles du rythme. Fontaine et

Frank purent ainsi remplacer l'intervention de Guiraudon. Et leur succès fut tel qu'il fallut leur construire une véritable unité avec un matériel extrêmement sophistiqué pour leur activité.

Ils furent donc transférés dans la banlieue parisienne, à Ivry, dans une ancienne clinique privée que l'Assistance publique avait rachetée et utilisée sous le nom d'hôpital Jean-Rostand. Quand notre centre fut presque achevé, il apparut logique que cette unité de rythmologie et de pose de pacemakers eût sa place toute naturelle dans le centre de cardiologie.

Mais on dut pour cela faire des transformations architecturales sur les plans. Au premier étage de notre bâtiment, Claude Gibert désirait installer sa réanimation médicale lourde, au voisinage des laboratoires d'explorations endocardiaques. Il avait été prévu aussi, pour que tout soit très près de cette réanimation qui devait disposer des meilleurs moyens pour parer à toute urgence, d'y placer les antennes des laboratoires du groupe hospitalier, en bactériologie, biologie, hématologie. Pour loger l'unité de rythmologie de Robert Frank, on décida de descendre ses laboratoires au rez-de-chaussée, dans un espace qui était primitivement destiné à l'accueil des urgences.

Cet accueil des urgences cardiologiques était une idée de Vahanian, lorsqu'il envisageait de venir avec nous. Il s'agissait de pouvoir accueillir, à toute heure du jour et de la nuit, des malades qui souffraient de troubles cardiologiques, brutaux et graves. En particulier les douleurs de poitrine, symptômes habituels du début des infarctus. Tout devait être réuni à cet endroit pour que ces infarctus puissent être reçus rapidement et immédiatement traités, un délai d'intervention minimum étant essentiel pour la guérison sans séquelles de ces infarctus. Cette unité des douleurs de poitrine urgentes rappelait les *pain centers* des hôpitaux américains. À part Vahanian, les cardiologues de notre futur centre n'y tenaient pas tellement, préférant recevoir ces malades directement dans leur service et on en fit le sacrifice pour loger les laboratoires, qui se trouvèrent ainsi rapprochés de l'antenne de la pharmacie.

La fable du trou
et de la première pierre

Malgré tous ces préparatifs administratifs et architecturaux à la Pitié-Salpêtrière, la construction, elle, ne débutait pas. Sur le terrain du futur centre, le trou ouvert depuis juillet 1996 restait toujours béant et il ne s'y passait rien, sauf la pose de toiles plastiques transparentes pour éviter que la terre des berges ne s'écroule à l'intérieur et bouche l'excavation. Nous passions toujours devant, avec nostalgie, désespérant de voir un jour la construction s'élever. Certains, dans l'hôpital, ironisaient même, comparant notre terrain au fameux trou des Halles, resté lui aussi à l'abandon pendant des années. Claude Gibert lui-même, lorsqu'il venait nous voir à la Pitié, se laissait aller à nous taquiner.

« Tiens, me dit-il un jour, j'ai vu que cela avançait. Dans le trou, au fond, à côté d'une flaque d'eau, on a mis une chaise. J'ai pensé qu'on songeait à vous y installer un bureau. »

Nous appelions régulièrement le directeur général, qui invoquait des prétextes vagues, des discussions sur les devis trop élevés des entreprises. Nous harcelions monsieur Pédoussaut, le directeur de la Pitié-Salpêtrière, qui nous faisait des réponses plus vagues encore.

Enfin, en décembre 1997, au bout d'un an et demi, miracle ! Le chantier reprit vie, ses palissades s'ouvrirent, une rampe fut aménagée pour que les camions puissent descendre au fond du trou, les bétonneuses se mirent en action et les fondations s'élevèrent. Alors, comme nous l'avait dit souvent monsieur Bouygues, dès que les procédures sont terminées et que la construction commence, tout va très vite. Moi qui avais envisagé une cérémonie de la pose de la première pierre, après ce long sommeil du chantier, j'allais être pris de vitesse. J'avais envisagé cette cérémonie car certains des grands sponsors d'Adicare, qui nous avaient promis de grosses sommes, avaient échelonné leur remise selon un calendrier dont une des étapes était précisément la pose de la première pierre.

La première chose à faire pour la mise en route de cette cérémonie était de choisir la personnalité qui ferait cette pose et d'obtenir son accord. Je n'hésitai pas une seule minute, cela ne pouvait être que Jacques Chirac. Il avait défendu le projet dès le départ, en 1987, alors qu'il était à Matignon. Il nous avait ensuite aidés pendant des années comme maire de Paris, jusqu'à l'arrivée de Bruno Durieux au ministère de la Santé, et sa protection après son accession à la présidence de la République avait beaucoup facilité nos démarches auprès de l'administration et des sponsors. Je le voyais très facilement quand j'étais conseiller municipal à l'Hôtel de Ville.

Malheureusement, depuis qu'il était président de la République, il n'était plus aussi accessible. Je le rencontrais occasionnellement, comme en janvier 1998 lors de l'inauguration du Stade de France à l'occasion du match France-Espagne, dans la tribune officielle où j'avais accès en tant que nouvel adjoint au maire, Jean Tiberi. À ma demande, il répondit :

« Je ne peux rien vous promettre à ce sujet, Christian. Vous savez, je suis très occupé, aussi voyez avec mon chef de cabinet, Annie Lhéritier, si elle peut arranger ça. »

Annie, que je connaissais bien depuis l'Hôtel de Ville, me conseilla d'écrire au président une lettre officielle. Je n'eus aucune réponse. Je ne sus si le chef de l'État avait vraiment reçu ma lettre car, comme je m'en rendis compte plus tard, un filtrage rigoureux était effectué sur son courrier, et souvent son cabinet répondait sans même lui avoir montré la lettre.

Fin février, j'écrivais de nouveau une longue lettre au président car j'avais vraiment besoin de son aide. Nous avions beaucoup de mal à faire passer un certain nombre d'innovations, pourtant demandées par le ministère de la Santé et l'Assistance publique, ce qui était novateur disparaissait peu à peu et ce si beau projet s'en retrouvait banalisé.

Une fois encore, pas de réponse. Je réécrivis à Annie Lhéritier qui me répondit que le président était très pris en ce moment car il devait rencontrer dans l'Aisne, près de Soissons, un groupe de spécialistes du sida. Dans l'Aisne ! Mon département ! Je vis une occasion d'approcher Jacques Chirac et d'essayer de le convaincre. J'appelai immédiatement la sous-préfecture de Soissons :

« Monsieur le Sous-Préfet, je suis un ami personnel de Jacques Chirac et j'ai appris qu'il allait venir chez vous. Je serai dans mon village natal près de Château-Thierry et j'aurais tellement aimé voir le président !

– Ah ! Monsieur le Professeur, le voyage du président est important mais nullement officiel. D'ailleurs, on m'a fait savoir que le président ne désirait rencontrer personne. Il verra simplement quelques élus locaux sur notre aérodrome, juste avant son retour en avion à Paris. De plus, ajouta-t-il, ce voyage est sous la responsabilité du préfet de l'Aisne. Personnellement je ne peux rien faire. »

Je ne me décourageai pas, j'appelai immédiatement le préfet de l'Aisne que je connaissais bien.

« Monsieur le Préfet, je sais que le président de la République viendra à Soissons prochainement et l'on m'a dit à la sous-préfecture, que c'était vous qui supervisiez le voyage.

– Ah non, monsieur Cabrol ! Moi, j'assure simplement la sécurité du chef de l'État. L'organisation précise est sous le contrôle de l'Élysée. »

Je fus très déçu et je m'en ouvris à ma secrétaire madame Chamoux, qui avait suivi toutes les péripéties de l'affaire. Elle ne me dit rien sur l'instant, mais quelques jours plus tard elle me confia qu'elle avait pris sur elle de téléphoner à Annie Lhéritier.

Elle lui avait dit que c'était tout de même désolant de savoir que monsieur Chirac allait à Soissons et passerait devant la maison de monsieur Cabrol sans le voir. Il pourrait bien s'y arrêter deux minutes pour lui dire bonjour !

– Ah ! mais c'est une bonne idée, m'a répondu Annie Lhéritier, ça peut faire une bonne image publicitaire. Monsieur le Président passera devant la cathédrale de Soissons. Où se trouve donc exactement la maison de monsieur Cabrol ?

– Oh ! lui ai-je répondu, c'est un peu plus loin, mais au fond monsieur Cabrol peut très bien se trouver devant la cathédrale !

– Eh bien ! c'est entendu, répondit Annie Lhéritier. Je vous préciserai l'heure du passage du président devant la cathédrale. »

Je n'y croyais pas trop mais un matin où j'accompagnais Jean Tibéri à l'inauguration d'une petite place de Paris, le chauffeur de l'Hôtel de Ville vint m'avertir :

« Madame Chamoux vient de m'appeler, le président sera dans une heure devant la cathédrale de Soissons.

– Bon ! On n'a pas de temps à perdre. Partons immédiatement ! »

Malheureusement, ce jour-là, la route de Soissons était très encombrée. Le trajet dura une heure et demie. En arrivant, je me dis :

« C'est trop tard, le président est déjà passé. »

Mais non, devant la cathédrale une voiture s'était arrêtée avec un seul fonctionnaire du protocole de l'Élysée. Il était d'ailleurs dubitatif sur cet arrêt du président de la République, ne cessant de répéter :

« Vous savez, ça m'étonnerait que le président s'arrête là. »

Pourtant, quelques minutes plus tard, deux voitures noires s'arrêtèrent devant nous.

Dans la première, je reconnus les gardes du corps et Claude Chirac mais personne ne descendit. Dans la deuxième se trouvait le président qui sortit immédiatement, allongea sa grande silhouette vers moi et nous nous embrassâmes avec beaucoup d'émotion.

« Merci, monsieur le Président. C'est formidable, je vous en suis très reconnaissant.

— Cher Christian, me répondit-il. Je suis en retard, je ne peux rester, je vous quitte. »

Il regagna sa voiture et s'y engouffra en levant la main et me dit :

« À bientôt, à la première pierre ! » Et, en fermant la portière : « Parlez-en à Bas ! »

C'était extraordinaire, féerique. Même l'homme du protocole qui était reparti à la suite du président avait été stupéfait.

De retour à Paris, j'appelais Philippe Bas. Le secrétaire-adjoint de l'Élysée ne me laissa aucun doute :

« Monsieur le Professeur, c'est impossible ! Le président ne peut pas aller dans un chantier poser une première pierre ! Ce n'est pas assez important !

— Si vous avez peur qu'il salisse ses chaussures, je pourrai lui prêter des bottes », lui répondis-je, pour la forme.

Je compris alors combien un président de la République est isolé, combien son entourage administratif lui laisse peu de liberté. Je n'en tins pas rigueur à Jacques Chirac car ce qu'il avait fait à Soissons était un geste d'amitié authentique, qui m'était allé droit au cœur.

Je pensai alors demander à Bernadette Chirac. Nous étions fin juillet, et je lui écrivis une longue lettre dans laquelle je lui rappelai le soutien si important du président, ce que représentait le centre de cardiologie pour nous, les médecins et les infirmières, et je lui demandai d'être la marraine de cette institution. Quelque temps plus tard, on me fit savoir que madame Chirac était d'accord.

Mais, hélas ! début novembre, le cabinet de madame Chirac m'avertit qu'elle ne pourrait venir présider la cérémonie, ni maintenant, ni plus tard dans l'année. Elle en était désolée et nous priait de l'en excuser. J'appris plus tard que la raison en était alors une grande agitation sociale, en particulier dans les hôpitaux. Et que madame Chirac craignait d'être prise à partie dans des manifestations hostiles.

J'avertis le nouveau directeur général de l'Assistance publique, Antoine Durrleman, ancien directeur de cabinet d'Alain Juppé à Matignon, qui me conseilla de renoncer.

« Impossible ! Monsieur le Directeur général, j'attends des rentrées d'argent promises à cette occasion précise par nos sponsors pour financer l'installation d'Adicare dans le centre, je ne peux pas m'en passer. Tant pis ! Nous allons nous débrouiller tout seuls et nous mettrons cette cérémonie sous l'égide de notre association.

– Vous êtes inébranlable ! Eh bien, bonne chance, du moment que c'est une manifestation privée, je ne m'y opposerai pas. »

Le 18 novembre, je rencontrai Jean Tibéri et lui confiai mes ennuis. D'emblée, il accepta de m'aider et, en tant que maire de Paris et par là même président du conseil d'administration de l'Assistance publique de Paris, il m'offrit de poser la première pierre. Je lui en fus très reconnaissant, et plus tard, lorsque la majorité du Conseil de Paris s'engagea en ordre dispersé dans la campagne municipale, je lui restai fidèle.

Quelques jours après, son chef de cabinet, Jean-José Gramont, me fixa une date, le mercredi 9 décembre 1998 à 10 heures. Il ne nous restait que quelques jours, deux semaines à peine pour tout organiser.

Pour recevoir nos invités, les officiels, les responsables et tous ceux qui nous avaient aidés, près d'une centaine en tout, il nous fallait trouver un lieu approprié, accueillant et suffisamment près du chantier pour que tout le monde puisse le voir. Dans le pavillon Babinski tout proche, une association semblable à Adicare, l'Association française contre les myopathies, avait construit un Institut de myologie dont l'auditorium convenait parfaitement : nous pûmes le louer pour la circonstance. Le service du protocole de la Mairie de Paris envoya toutes les invitations et tout fut donc prêt pour le 9 décembre.

En se rendant à l'auditorium de l'Institut de myologie, par l'entrée de la Salpêtrière, boulevard Vincent-Auriol, tous les invités purent se rendre compte du stade très avancé des travaux. Bruno Durieux put même dire à la vue du chantier :

« Monsieur le Professeur, c'est à la pose de la première pierre du 4ᵉ étage que vous nous conviez ! »

Une fois installés dans l'auditorium à l'heure dite, nous attendions Jean Tibéri. Mais confirmant nos craintes, le maire de Paris, à son arrivée à l'hôpital, y rencontra les représentants syndicaux du personnel hospitalier, qui entendaient lui faire part de leurs doléances. Jean Tibéri en avait été averti et se prêta à un échange que l'intervention discrète d'Henri

Krasucki, l'un de nos invités, rendit très cordial. Mais cet entretien improvisé durait. Pendant ce temps, dans l'auditorium, les invités commençaient à s'impatienter.

Je décidai alors, pour meubler l'attente, de prononcer le discours d'accueil que j'avais préparé. Rappelant l'historique du projet, ses multiples péripéties, remerciant au passage ceux qui, à ses différentes étapes, nous avaient sorti de l'impasse, j'insistai sur l'intérêt que présenterait pour les soins aux malades un tel centre de cardiologie et je terminai par le rôle particulier que comptait jouer Adicare, pour l'enseignement et la recherche associés aux activités cliniques.

Jean Tibéri n'arrivait toujours pas. Je demandai alors à chacun de nos invités de marque de dire un petit mot, madame Barzach inaugura cet exercice avec son charme habituel, rapportant la surprise de notre premier entretien. Bruno Durieux raconta qu'à son arrivée au ministère de la Santé, et averti par Jacques Chirac, il mit tout en œuvre pour relancer un projet terriblement enlisé. Henri Krasucki narra notre entretien et la naissance de notre fidèle amitié. L'architecte monsieur Valentin fit part de tous les problèmes qu'il rencontra et Jacques Toubon, sans vergogne, se félicita auprès de ses électeurs d'avoir contribué à cet apport essentiel à leur santé.

Le directeur général détailla les problèmes que ses prédécesseurs et lui-même eurent à résoudre quand on leur confia ce bébé à élever. Monsieur Pédoussaut fit l'inventaire de ce qu'il attendait du centre pour son groupe hospitalier.

Nous avions ainsi épuisé la liste des orateurs et je me demandais ce que nous allions pouvoir faire quand, enfin, le maire de Paris fit son apparition. Son allocution tonique et chaleureuse clôtura la série des discours. On amena alors solennellement la première pierre, ainsi que le grimoire faisant état de la cérémonie, que tous signèrent de bon cœur. Ce parchemin mis dans un étui métallique fut déposé dans le creux de ce bloc de ciment, qui représentait la première pierre et, chacun à notre tour, maniant la truelle, nous comblâmes ce creux.

Le lendemain, *Le Figaro* titrait : « Un Institut du cœur pour l'an 2000 qui réunira au même endroit les services médicaux actuellement dispersés. » *Le Quotidien du Médecin* annonçait : « Traiter les malades cardiaques, sans cloisons étanches entre les services. » Et chacun d'eux énumérait en encadré les principales activités du centre et ses moyens en personnel et en matériel.

L'année 1998 s'achevait donc bien ; 1999 allait voir la mise « hors d'eau » et « hors d'air » du bâtiment dont l'armature était ainsi achevée. Commencèrent alors le cloisonnement intérieur et son aménagement. Des « comités de pilotage » comprenant tous les corps de métier concernés, les futurs utilisateurs et les représentants des services administratifs de l'Assistance publique, en particulier de la Pitié-Salpêtrière, se retrouvèrent régulièrement au cours des traditionnelles « réunions de chantier » que je connaissais bien, pour y avoir déjà participé et bataillé, avec des architectes pas toujours commodes, à quatre reprises dans ma carrière hospitalière et universitaire : en 1955, pour la réalisation de la « nouvelle » faculté de médecine de la rue des Saint-Pères ; puis pour la construction de la jeune faculté de médecine de la Pitié-Salpêtrière en 1964, à côté du groupe hospitalier, boulevard de l'Hôpital ; en 1972, dans le nouveau pavillon édifié à la Pitié-Salpêtrière, où j'avais été nommé chef du service de chirurgie thoracique et cardiovasculaire, pavillon auquel on avait donné le nom de Gaston Cordier, en hommage à mon maître trop tôt disparu ; quelques années plus tard enfin, à l'École de chirurgie de l'Assistance publique, rue du Fer-à-Moulin, toute proche de la Pitié, dont j'avais été nommé directeur scientifique et y décidai avec mes collègues du conseil scientifique de faire démolir les bâtiments d'origine, certes autrefois agréables, mais devenus tellement vétustes qu'ils constituaient un danger pour ceux qui y travaillaient.

Ma dernière expérience fut avec Jean-Marie Valentin pour la construction du centre de cardiologie : notre entente fut parfaite.

Au fur et à mesure que la construction s'avançait, Iradj Gandjbakhch, qui entre-temps m'avait succédé à la tête du service, et Claude Gibert firent venir leurs infirmières pour superviser tous les détails. On s'apercevait ainsi que la position d'un lavabo, d'une source de lumière, d'une commodité, la hauteur de certaines paillasses étaient finalement très importantes et conditionnaient leur facilité et efficacité d'emploi. L'emplacement des téléphones, des prises de courant, et mille détails de ce genre ne pouvaient être réglés que par des gens qui les utilisaient tous les jours. Cette présence journalière des futurs utilisateurs fut, j'en suis sûr, la raison de la très facile adaptation des services lorsque ceux-ci furent transférés dans le nouveau bâtiment et expliquèrent l'absence de tout problème important lors de la mise en route des nouvelles installations.

La construction s'achevait. On arrivait au 5ᵉ et dernier étage, où logerait notre association Adicare. Les architectes me consultèrent en tant que président pour l'installation des locaux. Ils allèrent au-delà de nos désirs. Comme nous étions au dernier étage et qu'un jardin intérieur était enserré dans le U que formait l'ensemble de nos locaux, Jean-Marie Valentin me proposa de transformer une partie de ce jardin en terrasse où nous pourrions faire par beau temps les pauses au cours de nos colloques. Cette terrasse fut d'ailleurs fort utile par la suite, car ne possédant pas de pièce de réception pour notre association, nous eûmes l'idée d'y installer l'hiver une tente avant qu'une pergola ne la remplace définitivement.

Nous désirions également un auditorium qui manquait cruellement dans le centre. Ce fut Jean-Michel Wilmotte qui s'en occupa. Il avait créé sous les cours du Collège de France une série de salles de conférence particulièrement réussies qu'il nous fit visiter en nous demandant si cela nous conviendrait pour Adicare. C'était parfait. Ainsi, nous héritâmes d'un très bel auditorium de 110 places avec une régie très moderne que Noumadi Kamara, notre directeur de la communication, équipa non seulement d'appareils audiovisuels modernes mais d'un système de télécommunication relié à nos salles d'opération, permettant ainsi de suivre sur grand écran les diverses interventions chirurgicales. Un dispositif relia cet endroit à d'autres installations identiques en France et à l'étranger. Nous pûmes ainsi organiser des vidéoconférences avec des collègues chirurgiens de différentes parties du monde.

Avec l'auditorium, situé à l'étage sous-jacent, les locaux d'enseignement furent complétés, dans une aile de notre

5ᵉ étage, par deux petites salles de réunion, chacune d'une quinzaine de places, et d'une belle et spacieuse bibliothèque pourvue de postes de travail avec ordinateur pour les travaux de recherche des médecins.

L'autre aile de l'association Adicare fut consacrée aux laboratoires de recherche, celui de la robotique chirurgicale qui prenait une importance grandissante, notre laboratoire de coagulation et l'unité d'évaluation que nous désirions pour apprécier le fonctionnement général du centre de cardiologie.

Il s'avéra difficile de créer de toutes pièces une unité d'évaluation, ce qui aurait nécessité l'engagement d'épidémiologistes, de statisticiens, d'informaticiens que nous aurions eu du mal à réunir. Il se trouva alors qu'Iradj Gandjbakhch eut vent d'une unité d'épidémiologie logée à l'hôpital Trousseau et menacée d'expulsion par les travaux de transformation de cet hôpital. Cette unité Inserm possédait toutes les ressources en matériel et en personnel que nous désirions. On leur proposa alors de les accueillir à Adicare. Ils demandèrent une surface de 400 m² et surtout un aménagement approprié des locaux. Grâce, là encore, à la courtoisie et au savoir-faire de nos architectes et surtout de monsieur Valentin, on réussit, sans avoir à démolir des cloisons ni à en créer d'autres, à leur fournir un emplacement qui leur convint.

Cette unité d'épidémiologie dirigée par madame Costagliola était consacrée au sida, mais en dédommagement de son hébergement, elle convint de nous consacrer environ 20 % de son activité pour évaluer le fonctionnement général du centre de cardiologie ou certains projets de recherche.

La dernière partie du U était consacrée à notre petit centre administratif avec deux bureaux et des secrétariats. L'aménagement de l'ensemble fut confié à l'Assistance publique, ce qui nécessita, avec la construction pour une jouissance de trente ans des locaux, une participation financière s'élevant à plus de 24 millions de francs à verser par étapes au cours de la construction – ce qui eut son importance, comme nous le verrons plus tard. Heureusement, les engagements des mécènes qui avaient aidé Adicare nous permirent d'espérer remplir ces conditions financières.

Une ouverture sans inauguration

Il était de tradition à l'Assistance publique de ne pas inaugurer des locaux vides mais d'attendre environ un an de fonctionnement avant de faire l'inauguration officielle. Pour nous qui surveillions impatiemment l'évolution des travaux, en cette fin 1999 tout paraissait terminé et nous n'attendions plus que l'autorisation de faire entrer nos services. Mais c'était sans compter avec toutes les procédures : réception des travaux, visites de sécurité, autorisation des pompiers. En février 2000, le directeur général de l'Assistance publique me fit savoir qu'il était prêt à me donner symboliquement la clef du bâtiment. Avec tous mes amis, Yves Grosgogeat, Claude Gibert, Jean-Pierre Bourdarias et Iradj Gandjbakhch, nous fûmes les témoins, dans le bureau du directeur général, de cette cérémonie intime et sympathique qui couronnait tant d'années d'efforts. Sans discours trop longs on sabla le champagne dans la joie et l'émotion générale.

Mais cette cérémonie symbolique ne signifiait pas que nous allions pouvoir entrer le lendemain dans les locaux ainsi ouverts. Une épidémie de légionellose survenue dans un autre grand hôpital de l'Assistance publique obligea une vérification complète des tuyaux et des systèmes de climatisation. Heureusement, Claude Gibert, quelques années auparavant, avait subi une telle épidémie à l'hôpital Bichat. Il savait comment la combattre et surtout comment la prévenir. C'est pourquoi il avait bien insisté pendant les travaux du centre pour que chaque tuyauterie mise en place, avant même qu'elle soit raccordée au réseau, soit soigneusement bouchée. C'est en effet par les poussières du chantier que ces redoutables germes de la légionellose s'infiltraient et colonisaient les circuits. Grâce à cela, la vérification du système d'eau et de climatisation de notre centre ne montra aucune contamination.

Cette vérification effectuée, il était peut-être un peu tôt pour pouvoir faire entrer les malades, mais, par contre, Adicare, qui était purement une association de recherche et d'enseignement, eut le droit de s'installer avant tout le monde. Nous profitâmes des « Journées » que nous organisions tous les ans à la Pitié-Salpêtrière sur les transplantations cardiaques pour tenir cette manifestation dans les nouveaux locaux et inaugurer ainsi nos salles de réunion et notre auditorium. Ces « Journées » d'octobre 2001 furent un succès.

Quelques semaines plus tard, vers le milieu du mois de décembre, le service de chirurgie cardiaque de la Pitié-Salpêtrière dirigé alors par Iradj Gandjbakhch eut l'autorisation de s'installer dans le bâtiment, en même temps que la réanimation médicale de Claude Gibert.

Cette entrée se déroula parfaitement sans aucun problème, sans aucune difficulté. Les médecins et les infirmières qui avaient supervisé les dernières phases de l'installation y trouvèrent immédiatement leurs marques et le fonctionnement se mit en route sans anicroche si bien que, au début de l'année 2002, les différents services de cardiologie, de Daniel Thomas, de Jean-Philippe Metzger et de Robert Frank s'installèrent à leur tour, à la plus grande satisfaction générale. Le centre de cardiologie était au complet.

La question du nom de cette nouvelle construction se posa inévitablement. Quelle ne fut pas ma surprise de voir inscrit sur les projets de panneaux indicateurs : « Bâtiment Cœur » ! J'écrivis immédiatement au directeur de la Pitié-Salpêtrière : « Monsieur le directeur, j'apprends qu'on va nommer notre centre *Bâtiment Cœur* ! Je vous propose qu'on l'appelle, encore plus simplement : *Entrepôt Cœur.* »

Le directeur ne sembla pas apprécier l'ironie du propos mais il réunit une petite commission pour discuter du nom à retenir. Je fis valoir que ce n'était pas seulement un établissement de soins cardiologiques, mais également un lieu de recherche et d'enseignement et que le mot d'« Institut » me paraissait plus approprié. Tout le monde finit par s'entendre sur le nom d'*Institut de cardiologie du Groupe hospitalier Pitié-Salpêtrière*. Ne restait plus qu'à organiser l'inauguration.

Pour procéder à cette inauguration, ma première idée fut, comme pour la pose de la première pierre, et pour les mêmes raisons, de solliciter Jacques Chirac. Je lui déposai une première lettre en octobre 2002 puis, n'ayant pas reçu de réponse, une seconde fin novembre. J'eus alors la certitude que mes lettres n'avaient pas été transmises à Jacques Chirac. Ce que confirma le 10 décembre un fax de son directeur de cabinet m'annonçant que le Président n'accéderait pas à ma demande. Furieux, j'admonestais ce directeur, bien sûr sans succès. Mais, par chance, je rencontrai Jérôme Monod le conseiller du Président qui me promit de lui remettre personnellement mes deux missives. Ce qu'il fit et le 30 janvier 2003, je reçus une lettre personnelle très amicale de Jacques Chirac, m'expliquant qu'il venait de lire mes deux lettres et combien il était heureux et honoré par notre demande de lui faire inaugurer notre centre, fruit de notre créativité et de notre persévérance, mais que son activité internationale ne lui laissait pas le temps de le faire. Il ajoutait, ce qui me plut moins, qu'en matière de santé sa priorité était la lutte contre le cancer.

En lisant cette dernière ligne, je ne pouvais m'empêcher de penser que les maladies cardiovasculaires, première cause de souffrances et de mortalité en France, méritaient bien également l'attention du président de la République, mais je lui fus reconnaissant de la marque d'amitié que représentait son message personnel.

Comme pour la pose de la première pierre, je me tournai alors vers l'épouse du président : madame Bernadette Chirac. Je m'ouvris de cette intention auprès de Claude Gibert et d'Iradj Gandjbakhch, qui m'y encouragèrent et me conseillèrent d'en parler à nos autorités hospitalières, et en particulier à notre nouvelle directrice générale, Rose-Marie Van Lerberghe.

Elle avait été placée à la tête de cette grande administration pour y rétablir l'équilibre financier, ce qu'elle entreprit avec finesse et énergie. Elle m'avait invité personnellement à lui donner mon avis sur la marche de notre institution. Je la considérais donc comme une alliée et une amie. Elle me donna son accord et j'adressai dès le 4 avril 2003 une demande officielle à Bernadette Chirac. Mais cette fois, pour être sûr que la lettre arrive à sa destinataire, je sollicitai à nouveau la médiation de Jérôme Monod qui, avec beaucoup de courtoisie, m'accorda aussitôt cette faveur. Trois jours plus tard, Jérôme Monod m'annonça qu'elle était d'accord. Et 15 jours après, Maryse Touzeau, chargée de mission auprès de Bernadette Chirac, me demandait d'envoyer à son conseiller technique un dossier succinct mais complet sur l'Institut de cardiologie, pour qu'il puisse préparer au mieux cet événement.

L'attente commença. Les mois passèrent et nous ne voyions rien venir. En juin 2003, j'appelai le conseiller technique de Bernadette Chirac, qui entre-temps avait changé. L'inauguration, me dit-il, ne se ferait certainement pas avant les vacances d'été, et il me conseilla de le rappeler en octobre. Ce que je fis. Cette fois il fut plus précis : l'inauguration aurait vraisemblablement lieu au début de l'année 2004, avant les triples élections : régionales, cantonales et européennes du mois de mars.

Le printemps 2004 s'écoula sans plus de nouvelles. Ah si ! Certains de mes amis, ayant rencontré Bernadette Chirac, me confirmèrent qu'elle s'était déclarée ravie d'inaugurer l'Institut. Mais les élections passèrent sans qu'on fixe de date. Je rappelai le conseiller technique, Jean Ballandras, un an après notre premier contact ! Pour nous faire patienter, il parla du mois de juin. Aux tout premiers jours de juin, il téléphona en effet à l'association Adicare que je présidais pour nous annoncer que madame Bernadette Chirac avait fixé la date de l'inauguration au 6 septembre prochain. Il fallait lui envoyer sans tarder la liste des invités et un projet de programme de la cérémonie, étant bien entendu que l'organisation en serait confiée à la direction de l'Assistance publique.

J'avertis immédiatement Rose-Marie Van Lerberghe et madame Armentéras de Saxcé, la nouvelle directrice de la Pitié-Salpêtrière. Elles m'assurèrent qu'elles allaient tout mettre en œuvre pour la réussite de cette manifestation. Sans tarder et prévoyant que beaucoup d'invités seraient absents dès le 14 juillet, nous primes les devants avec mon collaborateur Noumadi Kamara pour prévenir ces invités qu'ils recevraient un carton officiel de la directrice de l'Assistance publique leur annonçant l'inauguration du 6 septembre. Tout fut ainsi réglé avant le 1ᵉʳ juillet, date de départ en congé de madame Armentéras de Saxcé.

À son retour au mois d'août, celle-ci me communiqua le protocole fixé. Madame Chirac arriverait vers seize heures et serait conduite à l'auditorium d'Adicare, dont la contenance d'une centaine de places paraissait suffisante pour accueillir tous les invités. Je serais chargé de prononcer un discours de bienvenue, ensuite madame de Saxcé présenterait l'Institut de cardiologie et son fonctionnement. Monsieur Lhostis, président suppléant du conseil d'administration de l'Assistance publique, représentant le maire de Paris, dirait quelques mots, enfin madame Chirac conclurait. On la guiderait ensuite pour une visite succincte de ce qu'elle désirerait voir dans l'Institut :

les salles d'opération en survision, la réanimation lourde du professeur Gibert, les chambres d'hospitalisation en cardiologie. Un cocktail sur la terrasse d'Adicare clôturerait la cérémonie.

Je rentrai de vacances, le 1er septembre. Noumadi Kamara avait fait un gros travail pour que tout soit prêt à l'Institut et à Adicare, en contact constant avec les services de sécurité de l'hôpital et les Renseignements généraux qui étaient sur place. Petite note inquiétante tout de même : un appel téléphonique d'Iradj Gandjbakhch. La direction de l'hôpital lui semblait un peu flottante sur certains points. Il avait fallu refaire le carton officiel d'invitation où se trouvaient en tête le maire de Paris et son suppléant, monsieur Lhostis, la directrice générale de l'Assistance publique, la directrice de la Pitié-Salpêtrière et les médecins de l'Institut de cardiologie, Iradj Gandjbakhch et Daniel Thomas, mais on y avait oublié Claude Gibert. Les nouvelles invitations arriveraient-elles à temps ? Dans la précipitation, n'y aurait-il pas quelques oublis importants ? De plus, la direction avait invité les représentants des syndicats, mais ceux-ci exigeaient d'être reçus séparément par madame Chirac. Bref, Iradj sentait quelque chose et je devinais qu'il était préoccupé.

« De toute façon, conclut-il, nous sommes convoqués après-demain vendredi à midi, à la direction du groupe hospitalier pour une ultime mise au point. »

Le lendemain, jeudi 2 septembre, rien d'anormal ! Les préparatifs sont achevés, tout est prêt avant ce dernier week-end précédant immédiatement le lundi fatidique. Je rentre chez moi, serein, quand, dans la soirée, la collaboratrice de la directrice de notre hôpital me téléphone :

« Monsieur le Professeur, pouvez-vous être joint au téléphone ce soir ?

— Oui, sans doute. »

Une demi-heure plus tard, le téléphone sonne et, première surprise, ce n'est pas la directrice de la Salpêtrière, mais la directrice générale de l'Assistance publique elle-même.

« Monsieur Cabrol, ici Rose-Marie Van Lerbergue, excusez-moi de vous déranger, vous allez m'en vouloir car je suis porteuse d'une mauvaise nouvelle. L'inauguration est reportée en novembre. Les Renseignements généraux m'ont fait savoir qu'il y aurait des manifestations syndicales très hostiles et que cela ferait courir un risque à madame Chirac. Je l'ai donc convaincue de différer la cérémonie. La version officielle de ce report sera que de graves événements, en particulier la douloureuse prise d'otages actuelle, obligent à prendre cette décision. »

Cette première semaine de septembre 2004, en effet, deux journalistes français, Christian Chesnot et Georges Malbrunot, avaient été pris en otages en Irak et le gouvernement français mettait tout en œuvre pour les faire libérer.

Stupéfait, je fais savoir à notre directrice générale qu'il va être impossible de prévenir tout le monde à temps.

« Si, si, nous ferons le nécessaire, j'ai tout prévu.

— Mais, madame, cette inauguration est essentielle pour Adicare. Certains de nos mécènes ont conditionné leurs dernières aides à cette date. Nos finances en ont besoin.

— Oh ! pour cela, je ferai tout ce qu'il faut.

« – Enfin, madame la Directrice générale, nous ne pouvons relancer une autre fois toutes les invitations, nous ne serons plus crédibles ! Quant à moi, c'est terminé, je ne m'impliquerai plus dans une telle affaire.

– Vous ne pouvez pas me faire ça !

– Oh ! madame, je ne suis pas grand-chose. Bonne soirée, madame la Directrice générale ! » Et je raccrochai.

J'étais atterré. Il me vint à l'idée d'en parler à Jérôme Monod, lui qui m'avait tant aidé auprès de madame Bernadette Chirac. Par miracle, ou plutôt parce que les services de l'Élysée sont sur ce point remarquables, je pus joindre Jérôme Monod chez lui. Il fut très étonné et me promit de se renseigner dès le lendemain matin et de me tenir au courant.

J'appelai aussi tout de suite Iradj Gandjbakhch.

« Monsieur, je suis au courant. La directrice de la Pitié-Salpêtrière vient d'appeler. En attendant, le rendez-vous chez elle demain est maintenu. »

Je ne dormis pas très bien cette nuit-là. J'avais autrefois rencontré des situations difficiles, comme celle-ci, que j'avais surmontées. Mais j'avais eu le temps et les moyens de réagir. Cette fois-ci, à la veille de l'inauguration, j'étais démuni. Le lendemain vendredi, je me rendis avec Claude Gibert, Iradj Gandjbakhch et Daniel Thomas (coordonnateur de la cardiologie médicale), ainsi qu'avec Noumadi Kamara, au rendez-vous de madame la Directrice de l'hôpital. Mme Armenteras de Saxcé nous y attendait avec son adjoint, monsieur Deville, et le chef de la sécurité de l'hôpital. Je connaissais bien madame de Saxcé qui avait assuré pendant six mois la direction intérimaire de l'hôpital Sainte-Anne, alors que j'en étais, en tant que conseiller de Paris, le représentant du maire Jean Tibéri en sa qualité de président du conseil d'administration. Elle était à l'époque directrice de l'hôpital Bichat, où Claude Gibert avait eu l'occasion de l'apprécier tout particulièrement. C'était une directrice remarquable, très compétente, intelligente, ferme et énergique, mais pleine de tact et très diplomate quand il le fallait.

Dès que nous fûmes installés dans son bureau de la Salpêtrière, elle nous mit au courant de la situation. Craignant les manifestations des syndicats qui ne lui menaient pas une vie facile, elle avait reçu leurs principaux représentants. Moyennant leur présence à la cérémonie et un entretien particulier, elle avait obtenu leur promesse de ne rien troubler. Mais des groupuscules syndicaux, peu contrôlables, ne s'étaient pas montrés satisfaits et avaient menacé de créer des incidents très graves, d'ou la décision de reporter la cérémonie. Nous fîmes remarquer à la directrice que ce report ne changerait rien, ces groupuscules auraient certainement la même attitude ultérieurement.

« De toute façon, fis-je remarquer, il est hors de question de m'impliquer dans une nouvelle cérémonie. Je n'ai plus confiance en l'Assistance publique, qui est fort capable de nous faire des reports à répétition.

— Je pense de même, compléta Iradj Gandjbakhch. Cette affaire relève maintenant du domaine de l'Assistance publique, nous ne nous en mêlerons pas. Je suis d'ailleurs étonné que madame la Directrice générale n'ait pas prévu, comme c'est de sa responsabilité, une telle éventualité de la part des syndicats et qu'elle ait été amenée à prendre cette regrettable décision à la dernière minute.

— Cette annulation, fit alors remarquer Claude Gibert, a causé à notre association Adicare un grave préjudice financier, le professeur Cabrol attendant, comme il l'a dit, un dernier apport de nos mécènes. Ceci d'autant plus que l'Assistance publique réclame l'ultime versement de notre installation et de notre aménagement dans l'Institut de cardiologie, dont la somme s'élève à environ 1 million d'euros.

— Oh ! Pour cela, nous fut-il répondu, l'Assistance publique est prête à effacer cette dette.

— Mais qu'allons-nous faire lundi ? demandai-je. Il est évident qu'un certain nombre d'invités, et parmi eux des personnalités, n'auront pu être prévenus et se présenteront à l'Institut.

— Nous avons prévu un comité d'accueil dans le hall d'entrée et nous proposerons aux arrivants une visite guidée.

— Eh bien ! Pour ma part, dis-je, je me trouverai dans notre auditorium où je leur souhaiterai la bienvenue. »

Le lundi suivant, à l'heure prévue pour l'inauguration, une trentaine d'invités non prévenus dont Jacques Toubon, ancien ministre et ancien député-maire du XIIIe arrondissement, arrivèrent et se trouvèrent tout déconfits d'apprendre le report de la cérémonie.

Dans le hall de l'Institut, des hôtesses de l'Assistance publique renseignèrent les arrivants sur le report de l'inauguration et leur remirent un dossier de presse très complet sur l'organisation et le fonctionnement de l'Institut, puis les dirigèrent vers l'auditorium.

Derrière les hôtesses, je remarquai certains représentants syndicaux qui surveillaient l'opération. Ils n'intervinrent pas. À l'auditorium, je m'excusai auprès de tous ces invités, j'expliquai la situation à Jacques Toubon et, dans un bref exposé d'une vingtaine de minutes, je racontai l'histoire de l'Institut de cardiologie, sa disposition et ses différentes fonctions.

Iradj Gandjbakhch conduisit ensuite nos invités à la survision du bloc opératoire, où ils furent très intéressés et très impressionnés par le déroulement des opérations et notre robot chirurgical. Claude Gibert nous fit les honneurs de la remarquable disposition de son service de réanimation lourde avec le couloir extérieur permettant aux parents des malades hospitalisés de pouvoir les voir et converser avec eux sans pénétrer dans leur chambre et sans risquer ainsi des contaminations dangereuses. Enfin, le cocktail fut servi sur notre terrasse sous un beau soleil de fin d'après-midi, rafraîchi par une brise presque printanière.

Le personnel de l'Institut, convié pour l'occasion, repartit ravi, convaincu que l'inauguration avait eu lieu. Nous ne fîmes rien pour les détromper. Les menaces syndicales étaient pourtant réelles car les ascenseurs présentèrent des pannes troublantes et certainement pas fortuites.

Une fois encore, comme pour la pose de la première pierre, l'Institut de cardiologie ne reçut pas l'investiture présidentielle. Mais une fois de plus, il s'en passa.

ÉPILOGUE

Que retenir de ce combat pour donner à nos élèves un instrument à la mesure de leurs compétences et digne de leurs talents ?

Certes, la satisfaction d'avoir mené à bien ce projet. Car malgré sa logique, il apparut dès nos premières démarches comme une utopie quasi irréalisable, tant se révélèrent pesantes les lourdeurs de nos administrations et leur résistance au changement, et redoutable l'opposition de certains collègues. Pourtant le résultat est là, l'Institut est construit et fonctionne au mieux.

Mais cet Institut est-il bien celui que nous voulions ? On peut regretter certaines innovations majeures que nous avons dû abandonner au fur et à mesure des interminables discussions et négociations avec nos autorités de tutelle.

Ainsi l'hôtel, pour offrir le confort maximum aux malades tout en assurant la meilleure qualité des soins médicaux. Mais cette idée, qui fut pourtant accueillie avec beaucoup d'enthousiasme, n'a pas encore fait vraiment son chemin, malgré les avantages de tous ordres, y compris financiers (moindre coût de l'hospitalisation), qu'elle comporte. En échange de l'hôtel, tout ce que nous avons pu obtenir fut la possibilité d'un lit d'accompagnant dans chaque chambre de malade.

Le deuxième point que nous n'avons pu réaliser est l'intégration de deux grandes unités de recherche fondamentale. Cette lacune est vraiment regrettable car de même qu'il est indispensable de grouper les praticiens, médecins et chirurgiens d'une même discipline, de même il est essentiel de rapprocher les chercheurs des cliniciens, chacun apportant à l'autre ce qui lui est nécessaire : la connaissance des problèmes pratiques posés par les maladies cardiovasculaires pour les chercheurs, la maîtrise des méthodes scientifiques d'analyse de leurs résultats pour les médecins.

C'est pour combler ces lacunes que l'association Adicare prit alors l'initiative d'accueillir dans ses propres locaux une unité Inserm consacrée à l'évaluation de l'activité du centre et deux laboratoires de recherche appliquée.

Le troisième point d'insatisfaction concerne la gestion. Dans le projet initial, à la suggestion de Francis Bouygues, le centre, tout en restant dans le giron de l'Assistance publique et de la faculté de médecine, devait avoir une certaine autonomie, sous forme par exemple d'un groupement d'intérêt public (GIP). Malheureusement, rien de tout cela ne fut appliqué. Ce qui est regrettable alors que l'on cherche désespérément des solutions pour sauver notre système de santé et adapter le fonctionnement de nos hôpitaux aux besoins croissants de la population. À ce sujet, j'avoue croire moins aux grandes réformes généralisées à tout notre pays qu'à la possibilité d'expérimentations locales, fruits d'initiatives menées par un groupe de soignants et d'administratifs convaincus et actifs. De telles expériences limitées peuvent être riches d'enseignements, en permettant de tester sur le terrain des solutions nouvelles, utilisables ensuite ailleurs si elles s'avèrent bonnes et efficaces.

Mais dans notre pays si centralisateur, et en particulier pour certains syndicalistes tant épris d'uniformité au risque de la médiocrité, le temps n'est pas encore venu de semblables initiatives fondées sur la créativité, l'engagement et le dévouement si nécessaires dans ces cas. Comme le disait un des syndicalistes précédemment évoqués, après la remarquable réaction du personnel de l'Assistance publique lors de la canicule d'août 2003 : « Il ne faudrait pas trop compter sur le dévouement du personnel. »

Toutes ces innovations écartées, ces occasions perdues, ne doivent pas faire oublier que l'essentiel est accompli. Tel qu'il est, le centre fournit le cadre qui permettrait de faire évoluer sa gestion, si l'on en a l'envie et le courage. Le regroupement de tous les spécialistes du diagnostic et du traitement des maladies cardiaques, leur vie commune sans cloisonnement, dans un même bâtiment, a déjà créé une ambiance toute nouvelle, inexistante jusqu'alors, étonnamment appréciée par tous. Et cela pour le plus grand bénéfice des malades.

Mais si le présent semble assuré, le futur doit l'être aussi. Le centre de cardiologie ne doit pas, sous peine de déclin, se reposer sur ses succès éventuels, il lui faut aller toujours de l'avant.

En effet, dans le domaine du diagnostic et du traitement des maladies cardiovasculaires, le champ des innovations attendues reste immense.

La cardiologie traditionnelle, fondée sur l'emploi des médicaments, s'intéresse de plus en plus aux mécanismes les plus intimes de la fonction musculaire cardiaque. Si la plus grande partie du XXe siècle fut celle du règne de la physiologie, la fin de ce siècle devint celle de la biologie moléculaire qui, au plus profond de la cellule myocardique, étudia les mouvements des ions, des molécules et les enzymes qui amorcent et règlent leurs réactions et leurs échanges générateurs des phénomènes électriques et mécaniques responsables de la vigueur et de l'amplitude des contractions de la pompe cardiaque.

Il reste cependant beaucoup à faire pour mieux comprendre et combattre les altérations qui, insidieusement ou parfois brutalement, conduisent à la redoutable défaillance de ce muscle essentiel : l'insuffisance cardiaque. Celle-ci atteint plus de 600 000 individus en France et représente l'aboutissement ultime, à un certain âge, des différentes affections de notre système circulatoire. Une des causes les plus fréquentes de cette insuffisance cardiaque est l'hypertension artérielle, augmentation anormale de la pression dans nos artères qui frappe 8 millions de Français et dont on ignore encore dans beaucoup de cas la cause véritable, bien que l'on soupçonne à son origine un dérèglement du système nerveux de base, sympathique et parasympathique et de ses médiateurs chimiques. Ce qui ne fait d'ailleurs que repousser le mystère.

La même ignorance concerne certaines affections premières du muscle cardiaque : les cardiomyopathies dites « primitives » qui ne relèvent d'aucune cause connue. Ces myocardiopathies sont vraisemblablement d'origine génétique. Les gènes, en effet, conditionnent toutes les caractéristiques de la forme et de la fonction de notre corps, en particulier, à l'intérieur du myocarde, les phénomènes physico-chimiques que nous avons évoqués. L'anomalie, la mutation d'un gène peut ainsi modifier la formation et la composition d'une substance, une protéine en particulier, indispensable à l'accomplissement normal d'une fonction précise. En résultent les symptômes et les conséquences d'une affection donnée. Il importe donc de connaître précisément la fonction des différents gènes de notre patrimoine héréditaire et les mutations qui peuvent les affecter afin de pouvoir les détecter au premier stade du développement de l'organisme et remplacer le gène défectueux par un gène normal selon une méthode qu'on appelle la « transgenèse ». Il est aussi possible, et peut-être plus simple, après la naissance et l'apparition des manifestations du défaut congénital, de combattre ces effets directement à leur point d'application et, dans le cas du cœur, au niveau de la cellule myocardique, en y introduisant par le biais d'un virus anodin le gène normal permettant la synthèse de la protéine absente ou produite en quantité insuffisante. Mais, en réalité, le problème est plus complexe car un gène peut avoir plusieurs fonctions et sa mutation provoquer des maladies différentes. À l'opposé, une affection donnée peut être due à l'altération combinée de plusieurs gènes. Enfin, il existe des personnes qui présentent les mêmes altérations génétiques sans aucune manifestation pathologique. Ce sont les porteurs sains. Les mystères de la génétique sont loin d'être résolus.

Une autre affection de plus en plus fréquente et de plus en plus menaçante est l'athérome vasculaire, c'est-à-dire le dépôt, dans la paroi des artères, d'amas de graisse sous formes de plaques rétrécissant la lumière du vaisseau. Certes, l'effort essentiel est d'éviter cet athérome et doit être accompli par une prévention, qui peut être très efficace, de cette affection favorisée par l'usage du tabac, une alimentation déséquilibrée, trop riche en graisses et en sucres, l'obésité, le diabète, l'hypertension artérielle, le stress et la sédentarité.

Mais une fois la maladie déclarée et les plaques sténosantes repérées, surtout sur les artères coronaires, carotides et des membres inférieurs, il serait impératif de les faire disparaître ou du moins en stabiliser l'évolution. La croissance de la plaque et surtout sa rupture et la formation immédiate d'un caillot sont à l'origine de l'oblitération brutale du vaisseau et, par voie de conséquence, d'un infarctus du myocarde, d'un accident vasculaire cérébral ou d'une gangrène. Là aussi les recherches, quoique actives, méritent d'être intensifiées.

L'imagerie cardiologique, qui a débuté avec la radiologie et qui est fondée sur la différence de densité des composants du corps, s'est enrichie de procédés reposant sur d'autres principes de physique, tel le renvoi d'ondes ultrasonores dans l'échographie, sorte de radar médical. Sans nécessiter l'injection d'un produit radio opaque, elle permet de voir l'intérieur des cavités cardiaques, leurs mouvements, l'épaisseur de leurs parois, le jeu des valves et même les courants sanguins qui les parcourent grâce au doppler. Ce même doppler a permis de suivre également la circulation sanguine à l'intérieur des vaisseaux et de déceler ses obstacles éventuels. Un autre appareil, le scanner, fournit des images de coupes horizontales, verticales ou sagittales du corps humain millimètre par millimètre, méthode qui paradoxalement redonne pour l'interprétation de ces coupes toute sa valeur à l'anatomie, un moment négligée.

Enfin, l'imagerie par résonance magnétique nucléaire (IRMn) va nous montrer bientôt dans les lésions des vaisseaux non seulement les lumières vasculaires et ses rétrécissements éventuels mais également, dans la paroi de ces vaisseaux, les altérations responsables des rétrécissements.

D'autres procédés sont actuellement à l'étude et sont capables de renseigner non seulement sur la forme des organes mais aussi sur les phénomènes biochimiques qui s'y déroulent à l'intérieur. De morphologique, l'image deviendra biologique.

La cardiologie interventionnelle a profité des développements de l'imagerie. Plaçant un ballonnet à l'extrémité des sondes intravasculaires, elle peut dilater les rétrécissements athéromateux à l'intérieur des artères et lutter contre les récidives de ces rétrécissements en plaçant, après la dilatation, des supports intra-artériels (stents) encore plus efficaces contre ces récidives lorsqu'on les imprègne de différentes substances dont la recherche se poursuit. Grâce aux sondes à ballonnet, la cardiologie interventionnelle peut également dilater les orifices valvulaires rétrécis congénitalement ou à la suite de certaines affections comme le rhumatisme articulaire aigu. Elle parvient aussi, à l'aide de dispositifs en ombrelle, à obturer certaines communications anormales à l'intérieur des oreillettes ou des ventricules.

Dans un autre domaine, en utilisant, à l'aide de sondes spéciales, les courants de haute fréquence, elle a pu s'attaquer au traitement des troubles du rythme cardiaque. Ces troubles peuvent se résumer d'une façon simplifiée en trois sortes selon que les battements du cœur sont trop lents, trop rapides ou irréguliers. Les battements cardiaques sont commandés par le passage par des voies précises, dans la paroi des oreillettes puis des ventricules, d'une stimulation électrique que l'on peut recueillir à la surface du corps mais qui, en réalité, correspond à des phénomènes physicochimiques moléculaires très complexes. En cas de perturbation, ces troubles peuvent être traités par un arsenal médicamenteux en permanence amélioré.

Mais quand la médicamentation est impuissante, il faut passer à des méthodes instrumentales. Nous ne reviendrons pas sur la correction des rythmes dangereusement lents (les bradycardies), correction obtenue depuis cinquante ans par la pose des stimulateurs cardiaques électriques (les pacemakers) qui sont de plus en plus fiables, et de mieux en mieux adaptés aux différentes situations pathologiques.

Les rythmes trop rapides (les tachycardies) relèvent schématiquement de deux causes principales, l'existence de circuits de stimulation supplémentaires ou celle de foyers isolés anormaux (suite souvent à de petits foyers d'infarctus) créant à l'occasion de facteurs déclenchants divers un véritable emballement passager mais dangereux des contractions cardiaques. Circuits ou foyers anormaux ont d'abord été repérés et traités par la chirurgie et notre service, avec Gérard Guiraudon, eut un rôle pionnier. La cardiologie interventionnelle menée par nos amis Guy Fontaine et Robert Frank, ce dernier actuellement médecin de l'Institut de cardiologie, prit le relais et, avec leurs sondes porteuses de courants à haute fréquence, ils parvinrent à détecter et à détruire ces systèmes anormaux.

Les rythmes cardiaques irréguliers (les arythmies), dont le type le plus fréquent est l'arythmie complète des sujets âgés ou porteurs d'affection cardiaque au long cours, peuvent être reconvertis au début en un rythme régulier par un choc électrique administré à la surface du corps sous anesthésie générale par un défibrillateur externe. Mais à plus ou moins longue échéance, l'arythmie complète devient chronique, si bien qu'on s'y résignait autrefois en se contentant de médicaments ralentisseurs du rythme cardiaque et d'anticoagulants pour éviter la formation de caillots dans les oreillettes dont la contraction était alors abolie.

On a découvert ensuite que l'arythmie complète était due à des foyers de stimulation anormaux situés dans les parois des oreillettes, en particulier l'oreillette gauche autour de l'abouchement des veines pulmonaires. L'ablation de ces foyers par radiofréquence est encore techniquement assez compliquée, elle nécessite d'importantes améliorations avant de devenir d'un emploi courant.

Il existe enfin une catégorie de troubles du rythme plus rare mais beaucoup plus dangereuse car elle est la cause principale des morts subites d'origine cardiaque. Son mécanisme est la fibrillation ventriculaire au cours de laquelle les fibres musculaires des ventricules, au lieu de se contracter simultanément pour entraîner l'éjection de son contenu, se contractent individuellement et anarchiquement, perdant ainsi toute efficacité éjectionnelle amenant l'arrêt de la circulation sanguine. Cette fibrillation ventriculaire peut être la conséquence des troubles du rythme précédemment décrits, particulièrement les tachycardies, mais aussi de cardiomyopathies particulières répertoriées sous les noms de syndrome de Romano-Ward, de Brugada, du QT long, et de certaines myopathies de l'enfant. Cette fibrillation ventriculaire peut être évitée par la prise au long cours de certains médicaments comme les bêta-bloquants, mais, en cas d'inefficacité de ceux-ci, elle nécessite la pose chirurgicale d'un défibrillateur interne implantable, déclenché automatiquement par la survenue de la fibrillation.

Enfin, la cardiologie interventionnelle, forte de l'amélioration de ses techniques, a remplacé la chirurgie dans le traitement des dilatations importantes de certains gros vaisseaux comme l'aorte à la sortie du cœur ou dans son trajet à l'intérieur du thorax ou de l'abdomen. Ces anévrismes sont traités habituellement par une intervention chirurgicale consistant à remplacer, à l'aide d'un tube de dacron, le segment aortique malade. Depuis quelques années, il devient possible, par ponction d'une branche terminale de l'aorte, d'introduire jusque dans l'anévrisme en amont une telle prothèse en dacron qu'un mécanisme ingénieux permet d'accrocher solidement à l'entrée et à la sortie de la poche anévrismale, rétablissant ainsi une lumière normale du vaisseau et évitant la rupture qui menace ces anévrismes.

Que restera-t-il alors à la chirurgie future ?

Tout d'abord, il est vraisemblable que les chirurgiens cardiovasculaires feront cause commune avec les cardiologues interventionnels pour imaginer et appliquer des techniques de plus en plus audacieuses et performantes afin d'éviter les inconvénients des grandes incisions chirurgicales. De plus, la chirurgie elle-même évolue grâce au développement de la vidéochirurgie, consistant à introduire dans la zone opératoire, par de petites incisions d'environ 1 cm de diamètre, des tubes munis pour les uns d'une optique et d'une source lumineuse permettant de transmettre sur un écran les images de l'intérieur du corps, pour les autres de micro-instruments manipulés de l'extérieur par les chirurgiens guidés par les mouvements de ces micro-instruments sur l'écran.

Un pas de plus est en train d'être franchi avec l'utilisation d'un robot relié aux micro-instruments qui permet aux chirurgiens, installés dans une cabine isolée, de manipuler ces instruments à distance de l'opéré. Pour le moment, cette cabine est située dans la salle d'opération à quelques mètres du champ opératoire car les lignes de transmission au robot ne peuvent être incorporées dans les réseaux informatiques nationaux ou internationaux. Mais on peut sans peine imaginer ce qu'autorisera cette téléchirurgie lorsqu'elle permettra d'opérer à distance, à des milliers de kilomètres d'un centre chirurgical à l'autre, facilitant ainsi la diffusion des techniques nouvelles sans nécessité pour les innovateurs de se déplacer. On pourra même demander à ces spécialistes, véritables copilotes chirurgicaux, d'aider à distance des chirurgiens moins rompus à leurs techniques, ou la réalisation d'interventions en des lieux reculés ou dans l'espace. Une telle opération de téléchirurgie a déjà eu lieu, à titre expérimental exceptionnel, avec l'aide de France Télécom. Elle a permis à un chirurgien français, Jacques Marescaux, d'intervenir de New York sur la vésicule biliaire d'une de ses malades hospitalisée à Strasbourg.

Dans le domaine plus actuel des greffes, des progrès restent à faire car le traitement antirejet n'est pas idéal. Outre la nécessité de le maintenir pendant toute la vie avec des prises journalières précises, il est la source d'importantes complications : une moindre résistance aux infections, une hypertension artérielle parfois préoccupante, une tendance au diabète, une fréquence plus grande des cancers, notamment cutanés, une atteinte progressive et insidieuse de la fonction rénale menant parfois à la nécessité de recourir au rein artificiel ou à une transplantation du rein. De plus, ce traitement n'empêche pas ce qui est appelé, faute de mieux, « le rejet chronique », c'est-à-dire une détérioration progressive des artères du greffon assez semblable, mais en plus sévère, à la maladie artérielle athéromateuse.

Il est ainsi urgent de découvrir le moyen de rendre le transplanté tolérant à l'égard de son greffon. Comme nous l'avons signalé, une telle tolérance a été observée chez certains greffés du rein au long cours pour lesquels le traitement antirejet a fini par entraîner des complications menaçant leur vie même et a donc été arrêté. Or, dans quelques cas, l'arrêt du traitement immunosuppresseur n'a pas provoqué le rejet du greffon rénal qui est resté parfaitement toléré. De nombreuses recherches sont menées pour tenter d'induire cette tolérance plus tôt et chez tous. Une piste intéressante semble être la « chimérisation », en associant à la transplantation d'un organe une greffe de moelle osseuse (tissu qui génère tous les globules du sang) provenant du même donneur. Cette greffe de moelle, que l'on ferait tolérer, donnerait naissance, à côté des lymphocytes du receveur responsables du rejet, à une lignée de lymphocytes du donneur, créant ainsi une double immunité, celle du donneur et celle du receveur qui garantirait de ce fait la tolérance du greffon.

Comme on l'a mentionné, le principal obstacle à la réalisation des transplantations est la pénurie de greffons. L'utilisation des organes d'animaux ne semble plus empêchée par la réaction de rejet immédiate et suraiguë constante dans les greffes d'une espèce à l'autre. On sait, en effet, que le rejet du greffon est dû à la reconnaissance par le receveur de son caractère étranger. Cette reconnaissance est facilitée par le fait que toutes les cellules d'un organisme présentent un marqueur qui lui est propre. Comme tous les caractères d'un organisme, ce marqueur est dû à l'action d'un gène spécifique. Il suffit alors, chez l'animal dont on veut prélever les organes pour les greffer, par exemple le porc qui semble le plus approprié, de substituer pendant son stade embryonnaire, par transgenèse, au gène de marqueur porcin un gène de marqueur humain. Le greffon animal se présente alors au receveur comme un organe humain qui, grâce au traitement immunosuppresseur habituel, peut être accepté comme tel.

Mais il est un autre obstacle à cette xénotransplantation : la transmission accidentelle au receveur humain par le greffon animal d'un virus non pathogène pour l'animal, donc insoupçonné chez lui, mais capable d'induire dans l'espèce humaine une épidémie gravissime, comme on l'a vu pour le sida et d'autres infections.

Nous avons signalé, lors du récit de notre expérience des cœurs artificiels, ce que nous pouvons attendre de ces appareils pour remplacer durablement le cœur humain. En dehors des impératifs de fiabilité et de durabilité des matériaux de ces pompes, reste le problème de l'énergie nécessaire à leur fonctionnement : énergie transmissible sans perforer la peau pour éviter les infections ou énergie implantable comme pourrait l'être une énergie nucléaire déjà utilisée autrefois dans les pacemakers.

Il faudrait aussi, pour éviter les graves traumatismes sanguins générateurs de complications telles les thromboses à l'intérieur de ces appareils ou les embolies pouvant en partir, découvrir un revêtement interne comparable à celui qui tapisse les parois de nos vaisseaux et de nos cavités cardiaques. La production de ce tissu « endothélial » devient envisageable, grâce à la culture de cellules-souches.

Les cellules-souches ! Voici peut-être une solution pour obtenir des organes, cœurs ou poumons, susceptibles d'être transplantés. Afin de recueillir ces cellules souches, on s'est tout d'abord adressé à l'embryon dont la première cellule, l'œuf fécondé, possède toutes les potentialités ; elle est dite « totipotente », de même que les toutes premières cellules qui naissent de sa division et peuvent donner naissance à un embryon tout entier. Les cellules qui apparaissent ensuite sont « pluripotentes », c'est-à-dire capables de reproduire tous les organes, à condition d'être cultivées dans un milieu approprié. Elles sont les plus utilisables pour la création d'organes mais le prélèvement des cellules chez l'embryon pose cependant de graves problèmes moraux, et de plus la technique est encore loin de permettre sa réalisation effective. Enfin, les greffons ainsi obtenus proviendraient d'un embryon différent du receveur et poseraient les problèmes habituels de rejet.

Pour éviter ces obstacles, en ce qui concerne le cœur, un chirurgien français, Philippe Ménasché, eut l'idée de prélever, dans les muscles de la cuisse d'un patient en insuffisance cardiaque, des cellules musculaires qui, après multiplication dans un milieu de culture, ont été réimplantées directement dans la paroi cardiaque, au centre même d'un infarctus, afin de redonner à la paroi atteinte une force contractile. Ce traitement est en cours sur un certain nombre de malades et l'on attend ses résultats à long terme.

On s'est aperçu, à l'occasion de ces recherches, que des cellules-souches persistaient dans notre organisme après la naissance, en particulier dans la moelle osseuse. Ces cellules peuvent être extraites et cultivées. Leur potentiel est moins grand que les cellules embryonnaires. Elles ne sont pas pluripotentes mais « multipotentes », c'est-à-dire capables de reproduire seulement certains tissus ou, dans des conditions qui restent à découvrir, des organes, cœurs ou poumons, qui, implantés ensuite chez les malades mêmes qui les ont fournis, permettraient leur greffe sans crainte de rejet. Une autre découverte s'avère des plus intéressantes, celle de parvenir à mobiliser ces cellules-souches multipotentes chez le malade lui-même et de les conduire, par voie sanguine directe, là où leur action est requise.

Comme on le voit, le champ des découvertes à venir est encore bien vaste et ouvre en particulier à nos médecins et chercheurs nombre de sujets d'étude. C'est pourquoi on peut amèrement regretter le refus de l'Assistance publique de construire le 6ᵉ étage de notre Institut, destiné à loger de grands laboratoires de recherche fondamentale dans les domaines que nous venons d'évoquer et dont j'avais pourtant obtenu le financement.

Néanmoins, si, dans le cadre de cette institution que nous avons voulue modèle, les structures et les mentalités ne pouvaient évoluer et s'adapter comme il le conviendrait, resterait une solution radicale, celle de Francis Bouygues. Comme je m'étonnais auprès de lui qu'il acceptât par convention que le centre de cardiologie dont il voulait doter la Pitié-Salpêtrière soit au bout de 30 ans remis à la disposition de l'Assistance publique pour tout usage qu'elle déciderait d'en faire, et que je jugeais ce délai bien court, il me répondit :

« Mais dans 30 ans, monsieur le Professeur, il faudra en construire un autre ! »

TABLE DES MATIÈRES

Avant-propos 9

Chapitre 1. – La chirurgie cardiaque 13

Chapitre 2. – La première greffe du cœur en Europe ... 51

Chapitre 3. – La première greffe cœur-poumons
    en Europe 85

Chapitre 4. – L'implantation des cœurs artificiels
    à la Pitié 107

Chapitre 5. – L'Institut du cœur 135
    Mon premier rendez-vous 145
    La proposition Bouygues 150

L'accord des tutelles et des syndicats 153

Le Monde *des embrouilles* 169

La transformation du projet 174

En quête de mécènes 189

Le concours d'architecture 198

Le maquis des procédures 209

On ouvre le chantier 213

L'insertion du centre dans le groupe hospitalier
    Pitié-Salpêtrière 219

La fable du trou et de la première pierre 228

Une ouverture sans inauguration 241

Épilogue 253

DU MÊME AUTEUR

Le Don de soi, Hachette-Carrère, 1995.

La Bataille pour la vie : la chirurgie au quotidien, Hachette-Carrère, 1993.

Parole de médecin, Hachette-Carrère, 1991.

Mes quatre cents greffes cardiaques, entretiens avec Pierre Bourget, Plon, 1987.

Les Pédicules segmentaires du poumon (avec Gaston-Jean Cordier), Expansion scientifique française, 2 vols, 1952-1955.

Imprimé par Lightning Source France
1 avenue Gutenberg
78310 Maurepas

N° d'édition : 7381-1658-Y